国家卫生和计划生育委员会“十三五”规划教材配套教材
全国高等学校配套教材

供康复治疗学专业用

传统康复方法学
学习指导及习题集

第2版

主　　审　陈立典
主　　编　王瑞辉
副 主 编　唐　强　胡志俊
编　　者（以姓氏笔画为序）

王瑞辉　陕西中医药大学
邓　瑜　吉首大学
朱小虎　湖北医药学院
李文迅　北京中医药大学
陈立典　福建中医药大学
金荣疆　成都中医药大学
周国平　南方医科大学
郑桂芝　济宁医学院
胡志俊　上海中医药大学
唐　强　黑龙江中医药大学
唐　巍　安徽中医药大学
陶　静　福建中医药大学

秘　　书　陈少清　福建中医药大学

人民卫生出版社

图书在版编目（CIP）数据

传统康复方法学学习指导及习题集／王瑞辉主编
.—2 版.—北京：人民卫生出版社，2019
全国高等学校康复治疗专业第三轮规划教材配套教材
ISBN 978-7-117-27960-4

Ⅰ.①传… Ⅱ.①王… Ⅲ.①康复医学－高等学校－
教学参考资料 Ⅳ.①R49

中国版本图书馆 CIP 数据核字(2019)第 005855 号

传统康复方法学学习指导及习题集

第 2 版

主　　编：王瑞辉
出版发行：人民卫生出版社（中继线 010-59780011）
地　　址：北京市朝阳区潘家园南里 19 号
邮　　编：100021
E - mail：pmph @ pmph. com
购书热线：010-59787592　010-59787584　010-65264830
印　　刷：中煤（北京）印务有限公司
经　　销：新华书店
开　　本：787×1092　1/16　**印张：**7
字　　数：179 千字
版　　次：2013 年 9 月第 1 版　2019 年 3 月第 2 版
2025 年 1 月第 2 版第 4 次印刷（总第 8 次印刷）
标准书号：ISBN 978-7-117-27960-4
定　　价：20.00 元

前言

《传统康复方法学学习指导及习题集》(第2版)是《传统康复方法学》(第3版)的配套教材,主要供高等院校康复治疗学专业本科生预习、练习及复习时使用。考虑这一目标的具体要求,我们将各章分为学习要点、内容要点、习题及参考答案四部分。在每一章的学习要点中告诉学生哪些知识是要求掌握的、哪些是应该了解的、哪些是必须熟悉的。在内容要点中,重点对本章的重要知识进行了梳理,利于学生在学习过程中把握住课程重点。习题及参考答案两部分作为课后练习使用,使学生对所学的知识能够提纲挈领加以系统复习,巩固所学知识。

本学习指导和习题集的编写坚持了"三特定"原则,即特定的对象、特定的层次、特定的适用范围。内容上以知识点的方式表达,解释性文字尽量精简。

由于编写工作时间仓促,加之我们水平有限,难免存在缺点或不当之处。敬请读者批评指正,以便进一步完善。

编　者

目录

第七章　中药疗法

第八章　临床常见功能障碍的传统康复治疗

第一章 传统康复方法学概述

一、学习要点

掌握

1. 传统康复方法的定义。
2. 传统康复方法的理论基础。

熟悉

1. 传统康复方法与西方康复方法、中医养生方法的联系与区别。
2. 传统康复方法的特点和优势。
3. 中医基础理论相关学说。

了解

传统康复方法的发展简史。

二、内容要点

（一）传统康复方法学的定义

传统康复方法，指在中医理论指导下，以改善和促进人体功能，维护和提升健康状态为目标的一系列传统治疗方法和措施，包括针灸、推拿、中药内外治法以及传统运动疗法等。

（二）传统康复方法学的发展简史

1. 先秦时期 自从人类有了保健及医疗活动以来，就开始了康复医疗活动。诸子百家的著作之中，不乏一些关于康复医疗的记载。有关音乐、色彩、娱乐用于养生和康复的理论和方法在这一时期也有阐述。为中医预防医学、临床医学和康复医学奠定了理论基础的中医学专著《黄帝内经》也产生于这一时期。

2. 汉魏、南北朝时期 医学家们在倡导药物康复的同时，还发展了许多非药物的康复方法，如针灸、饮食、气功、熨疗等。有关按跷、食疗和导引康复的专著也相继出现。

3. 隋唐时期 疾病康复受到官方重视，政府为残疾人设立了养疾坊，传统康复方法在实践中得到了进一步发展。

4. 宋、金、元时期 传统康复方法发展很快，医学界还一度出现了学术繁荣与学派论争的局面。《圣济总录》中收载药粥方133首，用于一些疾病的食疗康复与病后调养。陈直撰写的《寿亲养老新书》是有关老年人养生与疾病康复的专著，侧重于食治及四时养生。宋代还相继出现了一些养生、导引、气功专著。

5. 明、清时期 康复医疗范围已扩展至临床内、外、妇、儿科。社会康复事业也普遍开展。

明代的许多医家，在疾病康复的理论和方法方面作了大量地补充。清代是我国疾病康复方法发展的鼎盛时期，沈子复编撰的《养病庸言》是清代疾病康复方法学方面的专著。

6. 中华人民共和国成立以后 国务院印发的《中医药健康服务发展规划（2015—2020年）》将支持发展中医特色康复服务列为重点任务。2016 年颁布的《“健康中国 2030”规划纲要》提出“发展中医特色康复服务”“到 2030 年，中医药在治未病中的主导作用、在重大疾病治疗中的协同作用、在疾病康复中的核心作用得到充分发挥”。良好的外部环境，给康复事业发展提供了大好机遇，创造了新的发展空间。

（三）传统康复方法学的理论基础

1. 整体观 具体体现在：人与自然一体观、人与社会一体观、人的形神一体观三方面。

2. 辨证观 传统康复方法学的辨证观强调通过观察、综合分析辨别出患者的中医证候，寻找引起功能障碍的病因病机，并针对每一个体证候的病因病机采取相应的康复措施。另一方面，又充分考虑患者的个体差异性，因人、因时、因地制宜，采取不同的康复措施。

3. 功能观 传统康复方法学的功能观是建立在中医学恒动观基础之上，注重功能锻炼，运动形体，促使经脉气血流通，不仅使患者具体的脏腑组织恢复生理功能，更重视促使患者恢复日常生活、社会生活和职业工作能力。

4. 正气为本 正气盛衰是疾病能否康复的关键所在。传统康复医疗服务目标旨在恢复人体的正气，调动正气的自然治疗能力和适应能力，以促进疾病的康复。

5. 治未病 主要体现在未病先防和既病防变两个方面。

6. 杂合而治 杂合而治的康复医学观点，在传统康复方法学领域中体现在综合、协调地运用医学的、社会的、教育的、职业的和其他一切措施。此外，在“杂合而治”的康复医疗方案中，还应该掌握以下几个基本点：治标与治本结合、内治与外治结合、医疗与自疗结合、治疗与调养结合。

（四）传统康复方法在康复医学中的地位与作用

1. 传统康复方法的特点和优势

（1）整体康复与辨证康复相结合。

（2）预防康复与临床康复相结合。

（3）形体康复与精神康复相结合。

（4）自然康复与自疗康复结合。

（5）简便廉验，得天独厚。

2. 传统康复方法与西方康复方法的联系与区别

（1）联系：二者临床目的是一致的，都在于治愈伤、病的同时，最大限度地保存和恢复受伤病影响的功能；二者所采用治疗方法的核心点也是一致的，即功能训练。

（2）区别：西方康复方法以功能解剖学、人体发育学、运动生理学等为理论基础。采用物理治疗、作业治疗、言语治疗为核心的功能训练。同时借助医学工程手段，补偿、矫正和增强功能障碍者残存的功能，发挥其潜在的能力，最大限度地重返社会。

传统康复方法学是以中医理论为指导，综合运用传统的康复方法，具有能防能治能养的特点。可用之于疾病康复，也能有效地用之于康复预防、健康促进。传统中医康复方法，主要是调动人体自然康复能力，它所采用的药物多来自天然植物。其中许多药物本身就是食物，“药食同源”。如针对患者慢性体虚、气血不足的特点，能培补其气血精津，恢复功能，具有能疗疾又不伤正气的特点，可长期服用达到最佳的康复效果。传统康复的其他方法，也多取材于自然、存在于社会之中和人体自身，例如：饮食、气功、传统体育、娱乐、传统心理康复法等。

（五）传统康复方法与中医养生方法的联系与区别

传统康复方法和中医养生方法在方法学方面有一些共同之处，如均采用针灸推拿、传统体育运动、传统娱乐活动等手段。但两者之间在本质上存在着区别。传统康复方法是以最大限度地功能康复，回归社会为宗旨的一种医疗行为，以老年人、慢性病患者、残疾人等功能障碍人群为主要适用对象。而中医养生方法则是以延缓衰老，健康长寿为宗旨的一种自觉保健活动，主要适用于健康人以及处于亚健康状态的人群。

（六）阴阳学说

1. 阴阳学说 阴阳，是对自然界相互关联的某些事物或现象对立双方的属性概括。阴阳学说认为宇宙间任何事物或现象都具有既对立又统一的阴阳两个方面，经常不断地运动和相互作用。

2. 阴阳学说的变化规律 阴阳并不是孤立和静止不变的。阴阳对立制约、互根互用、阴阳消长、阴阳转化等是阴阳学说的基本内容。

（1）阴阳对立制约：阴阳双方在一个统一体中的相互斗争、相互排斥和相互制约。有两层含义：一方面指阴阳属性都是对立的、矛盾的，如升与降、上与下、动与静、明与暗、寒与热、虚与实等等。但事物或现象的阴阳属性不是绝对的，而是相对的，必须根据互相比较的条件而定。另一方面则是指阴阳还存在着相互制约的关系。人体正常的生理活动，正是机体阴阳的彼此消长，相互制约，维持动态平衡的结果。如果阴阳之间的动态平衡被打破，则容易产生疾病或功能障碍。

（2）阴阳互根互用

①阴阳互根：指一切事物或现象中相互对立着的阴阳双方存在着相互依存、互为根本的关系。任何一方都不能离开另一方而单独存在。以自然界来说，白天为阳、黑夜为阴。如果没有白天，也就无法说明黑夜。

②阴阳互用：指一切事物或现象中相互对立着的阴阳双方之间相互滋生、相互促进的关系。如春夏阳气生而渐旺，阴气也随之增长，天气虽热而雨水增多。

（3）阴阳消长：指阴阳双方在对立互根的基础上处于不断地增长和削减的变化中。例如：四季气候变化，从冬至春至夏，由寒逐渐变热，是一个“阴消阳长”的过程；由夏至秋至冬，由热逐渐变寒，又是一个“阳消阴长”的过程。阴阳消长的基本形式有两种：一种是阳消阴长或阴消阳长；另一种是阴阳俱长或阴阳俱消。在正常情况下，阴阳常处于相对平衡的，如果“消长”关系超出一定的限制，不能保持相对的平衡时，便将出现阴阳某一方面的偏盛偏衰，导致疾病的发生。

（4）阴阳转化：指阴阳对立的双方，在一定的条件下，当其发展到一定的阶段，可以各自向其相反方面转化。阴可以转为阳，阳可以转为阴。阴阳消长是一个量变的过程，而阴阳转化是一个质变的过程。临床上常见的各种由实转虚，由虚转实等病证变化，是阴阳转化的例证。

（七）五行学说

1. 五行学说 在中医学中，五行学说是研究木、火、土、金、水五行的内涵、特性、归类及生克规律，阐释人体生理、病理及其与外在环境的相互联系，指导临床实践的一种独特思维方法。

2. 五行生克制化关系

(1)五行的相生与相克:五行相生是指五行之间存在着有序的递相滋生、助长和促进的关系。也叫母子相生关系,即生我者为母;我生者为子。如土生金,故土是金之母,金是土之子。五行相生的次序是:木生火,火生土,土生金,金生水,水生木,依次滋生,循环无端。

五行相克是指五行间存在着有序的递相克制、制约的关系。任何一行都有"克我"和"我克"两方面的关系。"克我"者,为我"所不胜":"我克"者,为我"所胜"。如:土克水,故土是水的"所不胜",水是土的"所胜"。五行相克的顺序是:木克土,土克水,水克火,火克金,金克木。

(2)五行相乘与相侮:相乘、相侮是五行关系中正常的生克制化失调所出现的异常相克情况。

①五行相乘:五行相乘指五行中一行对其所胜一行的过度克制。相乘的次序与相克同,即:木乘土,土乘水,水乘火,火乘金,金乘木。

②五行相侮:五行相侮是指五行之间的克制次序遭到破坏,出现逆向克制的异常相克现象,又称"反克"。因此,相侮的次序与相克的次序正好相反。即:木侮金,金侮火,火侮水,水侮土,土侮木。

(八)藏象学说

1. 心 心为神之居、血之主,脉之宗。在五行属火,五色主赤(红)色。主要生理功能是主血脉,主神志。心在志为喜,在液为汗,在体合脉,其华在面,开窍于舌。

(1)心主血脉:包括主血和主脉两个方面。心能推动血液运行于脉管之中,输送全身,发挥濡养全身的作用。

(2)心主神志:即是"心主神明"或称"心藏神"。神是精神活动的总称,包括思维、意识和情态活动等。人的精神意识思维活动,虽可分属于五脏,但主要归属于心主神明的生理功能。如心血不足,血不养心,可以导致心神不安,出现心悸、失眠、多梦等症。

2. 肺 肺为气之主,五色主白色,在五行属金。肺的主要生理功能是主气、司呼吸,主宣发和肃降,通调水道,朝百脉。肺在志为忧,在液为涕,在体合皮,其华在毛,开窍为鼻。

(1)肺主气、司呼吸:肺主气的功能包括主一身之气和呼吸之气。肺主一身之气是指一身之气都归属于肺,由肺所主。肺主一身之气,还体现于对全身的气机具有调节作用。

(2)肺主宣发和肃降:宣发是使肺气向上、向外;肃降使肺气向下、向内。

(3)通调水道:肺的通调水道功能,是指肺的宣发和肃降对体内水液的输布、运行和排泄起着疏通和调节作用。

(4)肺朝百脉:指全身的血液,都通过经脉而聚会于肺,通过肺的呼吸,进行气体交换,最后再输布到全身。

3. 脾 脾在五行属土,五色主黄色。脾的主要生理功能是主运化,主升清,主统血。脾在志为思,在液为涎,在体合肌肉、主四肢,开窍为口,其华在唇。

(1)主运化:脾主运化,是指脾具有把水谷(饮食物)化为精微,并将精微物质转输至全身的生理功能。脾的运化功能,可分为运化水谷和运化水液两个方面。运化水谷,即是对饮食物的消化和吸收。运化水液是指对水液的吸收、转输和布散作用。

(2)主升清:指脾具有将水谷精微等营养物质的吸收和上输于心、肺、头目,通过心肺的作用化生气血,以营养全身。

(3)主统血:指脾有统摄,控制血液在经脉中运行,防止溢出脉外的功能。脾气健运,气血生化有源,则气固摄血液的功能得以正常发挥,血液不至于溢出脉外而发生出血。

4. 肝 肝为魂之处,血之藏,筋之宗。五色主青色。在五行属木,主动主升。肝的主要生理功能是主疏泄,主藏血。肝在志为怒,在液为泪,在体合筋,其华在爪,开窍在目。

(1)肝主疏泄:指肝具有疏通、畅达全身气机,使之调畅的功能。肝的疏泄功能,重要表现在调畅气机、促进脾胃的运化功能、调畅情志三个方面。

(2)肝主藏血:指肝有贮藏血液、调节血量以及防止出血的功能。如肝不藏血,可以出现吐血、衄血,女性月经量多,甚至发生崩漏等多种出血症。

5. 肾 肾藏有"先天之精",在五行属水,五色主黑色,主骨生髓。肾的主要生理功能是藏精,主生长、发育与生殖,主水,主纳气。肾在志为恐,在液为唾,在体为骨,主骨生髓,其华在发,开窍于耳及二阴。

(1)肾藏精,主生长、发育与生殖:肾的主要功能是藏精,肾具有贮存、封藏精气的作用。肾所藏的精气包括"先天之精"和"后天之精",两者相辅相成。"先天之精"是禀受于父母的生殖之精;"后天之精"是机体从饮食物中摄取的营养成分和脏腑生理活动过程中化生的精微物质。肾中精气的主要生理功能是促进机体的生长发育和生殖能力。

(2)肾主水:又称为肾的气化功能。指肾具有主持和调节体内水液的输布和排泄,维持体内水液代谢的平衡的作用。

(3)肾主纳气:指肾有摄纳肺所吸入的清气,保证体内气体的正常交换的功能。人体的呼吸功能,虽为肺所主,但必须依赖于肾的纳气作用。

三、习题

(一)选择题

1. 以下哪个**不是**传统康复方法学的三大基本观点(　　)。
   A. 整体观　　B. 正气为本观
   C. 辨证观　　D. 功能观
2. 以下哪个**不是**整体观的具体体现(　　)。
   A. 天地合一观　　B. 天人相应观
   C. 人与社会一体观　　D. 形神一体观
3. 以下哪个**不是**传统康复方法学的基本理论(　　)。
   A. 整体观　　B. 治未病
   C. 祛邪观　　D. 功能观
4. 以下哪个是"阳"的具体体现(　　)。
   A. 静止　　B. 外在
   C. 下降　　D. 寒冷
5. 以下哪个是"阴"的具体体现(　　)。
   A. 上升　　B. 温热
   C. 明亮　　D. 有形
6. 以下哪个是五行相克的体现(　　)。
   A. 火克木　　B. 木克土
   C. 水克木　　D. 土克金
7. 以下哪个是五行相生的体现(　　)。

A. 木生土　　B. 土生木
C. 水生木　　D. 水生金

8. 以下哪个是五脏归属五行表述正确的(　　)。
A. 肝属木　　B. 肝属火
C. 心属土　　D. 心属金

9. 以下哪个是五脏归属五行表述正确的(　　)。
A. 肾属土　　B. 肾属火
C. 肺属土　　D. 肺属金

10. 以下哪个是五脏与六腑相表里表述正确的(　　)。
A. 肾与大肠　　B. 肺与大肠
C. 肺与小肠　　D. 心与胆

(二)名词解释

1. 传统康复方法
2. 阴阳学说
3. 五行学说

(三)简答题

1. 传统康复方法的特点和优势是什么?
2. 传统康复方法与中医养生方法的联系与区别?

(四)论述题

1. 传统康复方法的理论基础是什么?
2. 试述传统康复方法与西方康复方法的联系与区别。

四、参考答案

(一)选择题

1. B　2. A　3. C　4. B　5. D　6. B　7. C　8. A　9. D　10. B

(二)名词解释

1. 传统康复方法:指在中医理论指导下,以改善和促进人体功能,维护和提升健康状态为目标的一系列传统治疗方法和措施,包括针灸、推拿、中药内外治法以及传统运动疗法等。

2. 阴阳学说:阴阳学说,认为宇宙间任何事物或现象都具有既对立又统一的阴阳两个方面,经常不断地运动和相互作用。

3. 五行学说:在中医学中,五行学说是研究木、火、土、金、水五行的内涵、特性、归类及生克规律,阐释人体生理、病理及其与外在环境的相互联系,指导临床实践的一种独特思维方法。

(三)简答题

1. 传统康复方法的特点和优势是什么?

答:传统康复方法的特点和优势是:

(1)整体康复与辨证康复相结合。

(2)预防康复与临床康复相结合。

(3)形体康复与精神康复相结合。

(4)自然康复与药物康复相结合。

(5)简便廉验,得天独厚。

2. 传统康复方法与中医养生方法的联系与区别?

传统康复方法和中医养生方法在方法学方面有一些共同之处,如均采用针灸推拿、传统体育运动、传统娱乐活动等手段。但两者之间在本质上存在着区别。传统康复方法是以最大限度地功能康复,回归社会为宗旨的一种医疗行为,以老年人、慢性病患者、残疾人等功能障碍人群为主要适用对象。而中医养生方法则是以延缓衰老,健康长寿为宗旨的一种自觉保健活动,主要适用于健康人以及处于亚健康状态的人群。

(四)论述题

1. 传统康复方法学的理论基础是什么?

答:传统康复方法是以中医学理论为指导。其理论与临床都贯穿着三个基本观点:一是整体观;二是辨证观;三是功能观。这三个基本观点是前人经过长期的康复医疗实践,在朴素的唯物论和辩证法的思想指导下逐步总结出来的,对康复医疗的临床具有重要的指导作用。而"正气为主""杂合而治""治未病"则是三个基本观点在方法论上的进一步体现。

(1)整体观:传统康复方法对疾病的康复预防、康复治疗以及病后的摄生调养都主张以整体出发。整体观在传统康复方法中的指导作用反映在"全面康复"的思想,即利用综合性治疗的方法达到人体形神功能和社会活动能力的恢复。具体体现在:人与自然一体观、人与社会一体观、人的形神一体观三个部分内容。

(2)辨证观:辨证是中医研究疾病、认识疾病的过程,也是传统中医康复医疗过程不可缺少的一个方面。传统康复方法学的辨证观强调通过观察和分析患者的综合证候,寻找引起功能障碍的原因,并针对这些原因采取相应的康复措施,即"病治异同"的辨证观;另一方面,又充分考虑患者的个体差异性,因人因时因地制宜,采取不同的康复措施,此即"异法方宜"的辨证思想。

(3)功能观:传统康复方法的功能观是建立在中医学恒动观基础之上的。中医恒动观认为,精气是构成生命的物质基础,人的四肢、五官九窍、内脏活动以及精神意识、思维活动,都是以精气为源泉和动力的。这种注重功能训练,运动形体,促使精气流通,不仅使患者具体的脏腑组织恢复生理功能,更重视促使患者恢复日常生活、社会生活和职业工作能力的思想,称之为功能观。

(4)正气为主:正气是人体抵御邪气、修复病理损伤、适应外在环境、调节和维持人体正常生理活动的能力和物质的总称。而邪气则是一切致病因素的总称。疾病的发生、发展、传变、转归和预后,都取决于正气的强弱。正气强盛,病势由重转轻,朝康复方向转化,反之,病势由轻变重,转向恶化。可见,正气盛衰是疾病能否康复的关键所在。

(5)治未病:传统康复方法学认为防重于治。

(6)杂合而治:传统康复医学从整体观出发,强调整体康复,由此决定了它的医疗方法不是单一的,而是综合的医疗方法。许多需要进行康复治疗的病证,都是由多因素所致,多系统受累,因而具有多属性的特点。面对这种复杂的康复对象,仅仅用单一的或千篇一律的方法是不可能解决的,只有"杂合而治",用综合性的康复措施才能取得较好的治疗效果。

2. 试述传统康复方法与西方康复方法的联系与区别。

(1)联系:二者临床目的是一致的,都在于治愈伤、病的同时,最大限度地保存和恢复受伤病影响的功能和能力;二者所采用治疗方法的核心点也是一致的,即功能训练。

（2）区分：现代康复方法以功能解剖学、人体发育学、运动生理学等为理论基础。采用物理治疗、作业治疗、言语治疗为核心的功能训练。同时借助医学工程手段，补偿、矫正和增强功能障碍者残存的功能，发挥其潜在的能力，最大限度地重返社会。

传统康复方法学是以中医理论为指导，综合运用传统的康复方法，具有能防能治能养的特点。可用之于疾病康复、也能有效地用之于康复预防、健康促进。传统中医康复方法，主要是调动人体自然康复能力，它所采用的药物多来自天然植物。其中许多药物本身就是食物，“药食同源”。如针对患者慢性体虚、气血不足的特点，能培补其气血精津，恢复功能，具有能疗疾又不伤正气的特点，可长期服用达到最佳的康复效果。传统康复的其他方法，也多取材于自然、存在于社会之中和人体自身，例如：饮食、气功、传统体育、娱乐、传统心理康复法等。

第二章
传统康复方法的原则和评定

一、学习要点

掌握

传统康复方法的原则。

熟悉

1. 传统康复常用的评定方法。
2. 常见证型辨证要点。

了解

1. 传统康复评定方法的意义。
2. 传统康复评定方法的注意事项。

二、内容要点

（一）传统康复方法的原则

1. 以功能为导向　康复医学是一门以功能为中心的医学，又称为“功能医学”或“障碍医学”。它以功能障碍者为服务对象，研究内容围绕着“障碍”，着眼于功能和能力的恢复。

2. 注重全面康复　全面康复是指综合应用医疗、教育、工程、职业和社会康复等手段，使病、伤、残者的运动功能、精神心理、日常生活活动能力等获得最大限度的康复。

3. 进行“循证治疗”　“循证治疗”在康复医学中是指康复治疗和训练的方案、方法和所用手段的取舍，应遵循科学的原则，以经过缜密研究取得的实证为依据。

4. 各康复方法的协同　传统康复治疗的方法是多种多样的，应进行传统康复方法的优选及合理组合。

（二）传统康复评定的常用方法

1. 望诊　望诊为四诊之首，是医者运用视觉对患者的外部情况进行有目的地观察，获取相关的临床资料，进而了解整体功能障碍情况的方法。望诊首先要熟悉正常的生理状态，以常衡变。同时应局部与整体互参，健康部位与病变部位对比，且同一观察部位在不同时间的情况也应对比观察。它主要包括神色、形体、姿态、局部及舌诊。

2. 闻诊　闻诊是通过听声音和嗅气味来诊断疾病的方法，要具体掌握其评定手段。听声音包括听患者的声音、呼吸、语言、咳嗽、呕吐、呃逆、嗳气、太息、喷嚏、呵欠、肠鸣等声响。嗅气味包括嗅病体发出的各种异常气味、排出物的气味及病室的气味。

3. 问诊　问诊是通过对患者或其家属、照顾者进行有目的地询问，以获得病史的方法。

问诊的内容主要包括一般情况、主诉、现病史、功能史、既往史、个人史、过敏史、社会史、职业史、家族史。现病史是病史的主体部分，具体包括问发病情况、病变过程、诊治经过及现在症状。

4. 脉诊 脉诊又称切脉，是医者运用指端的触觉，在患者特定部位的动脉进行触、摸、按、压，体验脉动应指的形象，了解疾病或健康情况的诊察方法。

5. 按诊 根据按诊的目的和检查部位的不同，采用不同的手法。触，是以手指掌面或手背轻轻接触患者局部皮肤，了解肌肤的凉热、润燥情况。摸，是以指掌稍用力寻抚局部，探明局部的感觉以及胀、疼痛等情况。按，即按压或推寻，了解局部有无压痛或肿块等。叩法，即击法或叩击，是用手叩击患者身体某部位以了解病情的一种方法。

三、习题

（一）选择题

1. 下面哪个不是传统康复方法原则（　　）。
A. 以功能为导向　B. 优选最优单一方法　C. 进行“循证治疗”　D. 注重全面康复

2. 以下哪个不是传统康复的评定方法（　　）。
A. 探　B. 切　C. 闻　D. 望

3. “望”诊的望神中不包括以下哪个表述（　　）。
A. 眼神　B. 色泽　C. 动作　D. 体态

4. 传统康复评定方法强调四诊合参，哪个不是四诊之一（　　）。
A. 望　B. 切　C. 按　D. 问

5. 望色中，不是青色代表的是（　　）。
A. 疼痛　B. 血瘀　C. 气滞　D. 脾虚

6. 望色中，不是白色代表的是（　　）。
A. 虚证　B. 血瘀　C. 寒证　D. 失血证

7. 望色中，不是黑色代表的是（　　）。
A. 肾虚　B. 血瘀　C. 寒证　D. 气滞

8. 舌诊中，不是描述舌态的是（　　）。
A. 齿痕舌　B. 强硬舌　C. 痿软舌　D. 吐弄舌

9. 舌诊中，不是描述舌形的是（　　）。
A. 齿痕舌　B. 点刺舌　C. 老、嫩舌　D. 歪斜舌

10. 舌诊中，是描述舌态的是（　　）。
A. 齿痕舌　B. 点刺舌　C. 斜舌　D. 歪老、嫩舌

（二）名词解释

1. 色诊
2. 主诉
3. 脉诊
4. 寻法
5. 里热证

（三）简答题

1. 请简述传统康复方法的原则。

2. 请简述传统康复评定的常用方法。

3. 传统康复评定中问诊的意义。

四、参考答案

（一）选择题

1. B　2. A　3. C　4. C　5. D　6. B　7. D　8. A　9. D　10. C

（二）名词解释

1. **色诊**:望色指观察患者皮肤的色泽变化,也称为"色诊",以观察面部皮肤为主。正常人面部皮肤含蓄有光泽,称为常色;面部皮肤晦暗、某种面色异常显露,称为病色。

2. **主诉**:患者通过语言表达的目前最主要的问题及其持续时间,常是以症状为表现的损伤,也可能是残疾或残障的前期表现,预示着某种或者某类疾病。

3. **脉诊**:又称切脉,是医者运用指端的触觉,在患者特定部位的动脉进行触、摸、按、压,体验脉动应指的感觉,了解疾病或健康情况的诊察方法。

4. **寻法**:用中等力度,不轻不重,按至肌肉,左右推寻。又称为"中取"。

5. **里热证**:身热,不恶寒但恶热,口渴喜冷饮,心烦,面红目赤,小便黄,大便干,舌红苔黄,甚者焦燥干黑,脉滑数或洪数。

（三）简答题

1. 请简述传统康复方法的原则。

答:传统康复方法的原则如下:

(1)以功能为导向:传统康复方法作为康复医学中的一种治疗手段,应始终以功能为导向,在中医整体观、辨证观指导下,进行康复评定,采取包括针灸、推拿、中药内外治法以及传统运动疗法等,达到运动、感知、心理、语言、交流、职业活动和社会生活等多方面的恢复。

(2)注重全面康复:传统康复有关"全面康复"的含义体现在采用"内外相扶""药食并举"的调、养、治结合的康复措施上,不仅使功能障碍者形神功能最大限度地恢复、职业归复和正气复原,还达到养生延年的目的。

(3)进行"循证治疗":"循证治疗"在康复医学中是指康复治疗和训练的方案、方法和所用手段的取舍,应遵循科学的原则,以经过缜密研究取得的实证为依据。

(4)各康复方法的协同:传统康复治疗的方法是多种多样的。在应用的过程中并不是简单地将各种传统康复方法进行叠加,而是应该发挥其协同作用,避免无序的应用状态,要进行传统康复方法的优选及合理组合。

2. 请简述传统康复评定的常用方法。

答:传统康复评定的方法主要包括望、闻、问、切四诊。通过运用四诊全面认识各种症状、体征的特点,采用司外揣内、见微知著、以常衡变的思维方法,进行分析、归纳,从而判断患者的残存功能情况、功能障碍的性质和程度及其对各种能力的影响。

3. 请简述传统康复评定中问诊的意义。

答:问诊是传统康复评定的重要方法之一,在四诊中占有重要的地位。通过询问症状和体征的有无及其特点，可以使医者迅速了解病情及患者存在的功能缺陷，对功能障碍有初步认识。问诊内容主要包括一般情况、主诉、现病史、功能史、既往史、个人史、过敏史、社会史、职业史及家族史等。现病史是病史的主体部分，具体包括问发病情况、病变过程、诊治经过及现在症状。其中功能史是康复病史的核心内容。

第三章 经络腧穴

一、学习要点

掌握

1. 经络的组成。
2. 腧穴定位的常用方法。
3. 十二经脉的经脉循行。
4. 十二经脉常用腧穴的定位及主治。

熟悉

1. 腧穴的主治规律。
2. 特定穴的定义及特点。
3. 常用经外奇穴的定位及主治。

了解

1. 经络的概念。
2. 腧穴的概念。
3. 腧穴的作用。

二、内容要点

（一）经络总论

1. 经络 是经脉和络脉的总称，直行主干为经，网状分支为络。经络是运行气血、联系脏腑和体表及全身各部的通道，是人体功能的调控系统。

2. 十二经脉 又称为“十二正经”。是经络系统的主干，十二经脉按其流注次序分别为手太阴肺经、手阳明大肠经、足阳明胃经、足太阴脾经、手少阴心经、手太阳小肠经、足太阳膀胱经、足少阴肾经、手厥阴心包经、手少阳三焦经、足少阳胆经和足厥阴肝经。

3. 奇经八脉 具有特殊分布和作用的经脉，统帅、联络其余经络，调节气血之盛衰，包括督脉、任脉、冲脉、带脉、阳跷脉和阴跷脉、阳维脉和阴维脉。既不直属脏腑，又无表里配合关系，“别行其道”。对其余经络起到统率、联络、和调节气血盛衰的作用。

4. 络脉 有别络、孙络、浮络之分。遍布全身的络脉，有促进气血渗灌输布，以濡养全身组织的作用。

（二）腧穴总论

1. 腧穴 是人体脏腑经络之气血灌注于体表的特殊部位，既是疾病反映之处，又是针灸推拿施术之处。一般根据经脉归属及位置特点分为十四经穴、经外奇穴和阿是穴三类。

2. 腧穴的作用 近治作用、远治作用和特殊作用。

3. 腧穴的主治规律 分经主治规律；分部主治规律。

4. 特定穴 是指在十四经具有特殊治疗作用，并有特定称号的腧穴，包括在四肢肘、膝以下的五输穴、原穴、络穴、郄穴、八脉交会穴、下合穴；在胸腹、背腰部的背俞穴、募穴；在四肢躯干的八会穴以及全身经脉的交会穴。

5. 常用定位方法 体表解剖标志定位法；骨度折量定位法；指寸定位法；简便取穴法。

（三）手太阴肺经及其腧穴

经脉循行：①起始于中焦，向下联络大肠；②折回沿着胃上口（贲门）；③穿过膈肌，属于肺；④从肺系（气管、喉咙部）；⑤横向走行到腋下；⑥向下沿着上臂内侧前缘走行；⑦下行肘关节中；⑧经过前臂内侧桡骨边缘；⑨进入桡动脉搏动处；⑩上向大鱼际部；沿边际；⑪出大指的末端；⑫肺经支脉：从腕后分出，走向示指桡侧，出示指末端。

常用腧穴：中府、云门、尺泽、孔最、列缺、太渊、鱼际、少商。

（四）手阳明大肠经及其腧穴

经脉循行：①起始于示指桡侧末端，沿着示指桡侧缘上行；②走行于第 1、2 掌骨之间，进入拇长伸肌腱和拇短伸肌腱之间；③沿着前臂桡侧；④进入肘横纹外侧；⑤经过上臂外侧前边；⑥上肩；⑦出肩峰部前边；⑧交会于第 7 颈椎棘突下；⑨向前下进入锁骨上窝；⑩散络于肺；⑪通过膈肌；⑫属于大肠；⑬颈部支脉，从锁骨上窝上行，经颈部；⑭通过面颊；⑮进入下齿中，出来挟口旁；⑯交会于人中，左支向右行，右支向左行，向上挟鼻孔旁。

常用腧穴：商阳、合谷、阳溪、偏历、温溜、下廉、上廉、手三里、曲池、手五里、臂臑、肩髃、巨骨。

（五）足阳明胃经及其腧穴

经脉循行：①起于鼻翼旁，挟鼻上行；②左右侧交会于鼻根部，与旁侧足太阳膀胱经相会；③向下沿着鼻外侧；④进入上齿龈内；⑤环绕口唇；⑥向下在颏唇沟承浆穴处左右相交；⑦退回向后沿着下颌骨后下缘到大迎穴处；⑧沿下颌角上行过耳前；⑨经过上关穴（足少阳胆经）；⑩继续向上走行；⑪沿着发际到达前额；⑫面部支脉：从大迎穴起，向下经过人迎穴；⑬沿着喉咙，进入锁骨上窝部；⑭向下通过膈肌；⑮属于胃，联络脾；⑯缺盆部直行的支脉：从缺盆向下经乳头；⑰再向下挟脐旁，进入少腹两侧腹股沟动脉处；⑱胃下口部支脉：起始于幽门部；⑲沿着腹内向下与气冲会合，下行至髋关节前；⑳直接抵达到股四头肌隆起处；㉑下行至膝关节髌骨中；㉒沿着胫骨外侧前缘；㉓向下经足背；㉔进入第 2 足趾外侧端；㉕胫部支脉：从膝下 3 寸处分出；㉖向下进入足中趾外侧；㉗足背部支脉：从足背上分出，进入足大趾内侧端。

常用腧穴：承泣、四白、地仓、大迎、颊车、下关、头维、乳中、乳根、不容、梁门、天枢、水道、归来、气冲、髀关、伏兔、阴市、梁丘、犊鼻、足三里、上巨虚、条口、下巨虚、丰隆、解溪、冲阳、内庭、厉兑。

（六）足太阴脾经及其腧穴

经脉循行：①起于足大趾末端，沿着大趾内侧赤白肉际处；②经过第 1 跖骨小头后；③上向沿着内踝前边；④经过腓肠肌；⑤沿胫骨后，交出足厥阴肝经之前；⑥经膝内侧；⑦向上膝股内侧前边；⑧进入腹腔；⑨属于脾，联络胃；⑩通过膈肌；⑪挟食管旁；⑫直达喉咙及舌根，散布舌下；⑬脾经支脉：从胃部分出，向上经过膈肌；⑭流注于心中。

常用腧穴：隐白、大都、太白、公孙、商丘、三阴交、地机、阴陵泉、血海、大横、胸乡、大包。

（七）手少阴心经及其腧穴

经脉循行：①起始于心中，循行出于心系；②下行过膈，络于小肠；③心经的支脉，从心系上行于咽部；④联系于目及周围组织；⑤心经的直行主干，再次从心及周围组织上行至肺，向下出于腋下；⑥向下沿上臂内侧后缘，循行于手太阴经、手厥阴经之后；⑦向下行至肘内，沿前臂内侧后缘；⑧到掌后豌豆骨部；⑨进入掌内后缘；⑩沿小指桡侧出于末端。

常用腧穴：极泉、青灵、少海、灵道、通里、阴郄、神门、少府、少冲。

（八）手太阳小肠经及其腧穴

经脉循行：①起始于小指外侧末端；②沿手掌尺侧，向上行至腕部，出尺骨小头部；③向上直行沿尺骨下边，出于肘内侧当肱骨内上髁和尺骨鹰嘴之间；④向上沿臂外后侧；⑤出肩关节部；⑥绕肩胛；⑦交会肩上；⑧进入缺盆；⑨络于心；⑩沿食管；⑪通过膈肌；⑫到胃；⑬属于小肠；⑭颈部支脉：从缺盆上行；⑮沿颈旁；⑯向上行于面颊；⑰到外眼角；⑱弯向后，进入耳中；⑲面颊部支脉：从面颊部分出，向上行至颧骨；⑳经鼻旁至内眼角。

常用腧穴：少泽、前谷、后溪、腕骨、阳谷、养老、支正、小海、肩贞、臑俞、天宗、秉风、颧髎、听宫。

（九）足太阳膀胱经及其腧穴

经脉循行：①起于眼内角；②上行额部；③交汇于头顶；④其支者，从头顶分出至耳上方；⑤其直者，从头顶入内络于脑；⑥回出项部分开下行；⑦一支沿肩胛内侧，夹脊旁；⑧到达腰中；⑨进入脊旁筋肉；⑩络肾；⑪属膀胱；⑫其支者，从腰中分出，夹脊旁，通过臀部；⑬进入腘窝中；⑭其支者，从肩胛内侧分别下行，通过肩胛，夹脊旁；⑮经过髋关节部；⑯沿大腿外侧后边下行；⑰会合于腘窝中；⑱由此向下通过腓肠肌部；⑲出外踝之后；⑳沿第五跖骨粗隆；㉑至小指外侧。

常用腧穴：睛明、攒竹、天柱、大杼、风门、肺俞、厥阴俞、心俞、膈俞、肝俞、胆俞、脾俞、胃俞、三焦俞、肾俞、大肠俞、小肠俞、膀胱俞、八髎、志室、秩边、承扶、委中、承山、飞扬、跗阳、昆仑、申脉、金门、京骨、足通谷、至阴。

（十）足少阴肾经及其腧穴

经脉循行：①起于足小趾之下，斜行走向足心；②出于舟骨粗隆下；③沿内踝之后；④分支进入足跟中；⑤上向小腿部内；⑥出腘窝内侧；⑦上大腿内后侧；⑧通过脊柱；⑨属于肾，络于膀胱；⑩上行主干，从肾向上；⑪通过肝、膈；⑫进入肺中；⑬沿着喉咙；⑭挟舌根旁；⑮其支脉，从肺出来，络于心，流注于胸中，接手厥阴心包经。

常用腧穴：涌泉、然谷、太溪、照海、复溜、交信、筑宾、阴谷。

（十一）手厥阴心包经及其腧穴

经脉循行：①从胸中开始，浅出属于心包；②通过膈肌；③经过胸部、上腹和下腹，络于三焦；④分支，沿胸内出胁部；⑤当腋下 3 寸处向上到腋下；⑥沿上臂内侧，走在手太阴，手少阴之间；⑦进入肘中；⑧下向前臂；⑨在桡侧腕屈肌腱与掌长肌腱之间走行；⑩进入掌中；⑪沿中指桡侧出于末端；⑫从掌中分出，沿无名指出于末端，接手少阳三焦经。

常用腧穴：曲泽、郄门、间使、内关、大陵、劳宫、中冲。

（十二）手少阳三焦经及其腧穴

经脉循行：①起于无名指末端；②上行小指与无名指之间；③沿着手背；④出于前臂伸侧尺、桡骨间；⑤向上通过肘尖；⑥沿上臂外侧；⑦向上通过肩部；⑧交出足少阳经的后面；⑨进入锁骨上窝；⑩分布于纵隔中，散络于心包；⑪通过膈肌，广泛遍属上、中、下三焦；⑫其支脉，从纵隔中上行;⑬出锁骨上窝;⑭向后上项;⑮联系耳后;⑯直上出耳上角;⑰弯向下至面颊,到达眼睛下方;⑱其支脉,从耳后进入耳中,出走耳前,经过上关穴,交面颊;⑲至外眼角接足少阳胆经。

常用腧穴:关冲、中渚、阳池、外关、支沟、会宗、天井、清冷渊、肩髎、翳风、角孙、耳门、丝竹空。

(十三)足少阳胆经及其腧穴

经脉循行:①起于外眼角;②上抵额角;③下耳后;④沿颈旁行手少阳三焦经之前,至肩上交出手少阳经之后;⑤入锁骨上窝;⑥其支者,从耳后入耳中;⑦走耳前;⑧至外眼角后方;⑨其支者,从外眼角分出;⑩向下到达面动脉搏动处;⑪合于手少阳经抵于目眶下;⑫下行经颊车穴;⑬下颈合锁骨上窝;⑭向下进入胸中,通过横膈;⑮络肝;⑯属胆;⑰沿着胸胁内;⑱出于少腹两侧腹股沟动脉部;⑲经过外阴部毛际;⑳横行进入髋关节部;㉑其直者,从锁骨上窝;㉒下腋;㉓沿侧胸部;㉔过季肋;㉕下合会于髋关节部;㉖沿大腿外侧下行;㉗出于膝外侧;㉘下行经腓骨小头之前;㉙直下到达腓骨下段;㉚下出外踝之前,沿足背部;㉛进入足第4趾外侧端;㉜其支者,从足背分出,沿第1、2跖骨之间,出于大趾端,穿过趾甲,回到趾甲后的毫毛部,与足厥阴肝经相接。

常用腧穴:瞳子髎、听会、上关、率谷、完谷、阳白、风池、肩井、日月、环跳、风市、膝阳关、阳陵泉、阳交、外丘、光明、悬钟、丘墟、足临泣、足窍阴。

(十四)足厥阴肝经及其腧穴

经脉循行:①起于足大踇趾背的毫毛部;②沿足背(第1、2跖趾关节之间)上行;③经过内踝前1寸;④上行至小腿内侧面至内踝上8寸交出足太阴经的后面;⑤上行膝盖内侧;⑥沿着大腿内侧;⑦进入阴毛中;⑧环绕阴部;⑨上达小腹;⑩挟胃旁,属于肝,络于胆;⑪上行通过横膈;分布于胁肋部;⑫沿着喉咙之后;⑬向上进入鼻咽部;⑭连接于目系(眼与脑的联系);⑮前行出于前额;⑯与督脉交会于巅顶;⑰"目系"的支脉:从目系下行于颊面;⑱环绕唇内;⑲肝部的支脉,从肝分出;⑳通过横膈;㉑上行注入肺部,与手太阴肺经相连。

常用腧穴:大敦、行间、太冲、中封、蠡沟、曲泉、章门、期门。

(十五)奇经八脉及其腧穴

1. 任脉 经脉循行:①起于中极之下;②以上阴毛部;③沿腹内上行,经过关元穴;④行至咽喉部;⑤上行环绕口唇;⑥经过面部;⑦至目眶下。

常用腧穴:中极、关元、气海、神阙、中脘、鸠尾、膻中、天突、廉泉、承浆。

2. 督脉 经脉循行:①起于小腹内;②后行至脊柱内部;③上达风府,入脑;④上行巅顶;⑤沿前额下行至鼻柱。

常用腧穴:腰俞、腰阳关、命门、大椎、哑门、风府、百会、神庭、印堂、水沟。

(十六)常用经外奇穴

常用腧穴:四神聪、鱼腰、太阳、金津、玉液、翳明、颈百劳、定喘、肩前、夹脊、腰眼、二白、腰痛点、外劳宫、八邪、十宣、鹤顶、膝眼。

三、习题

(一)选择题

【A1型题】

1. 在背部,当第3胸椎棘突下,旁开1.5寸的腧穴是(　　)。

A. 风门　B. 厥阴俞　C. 大杼
D. 肺俞　E. 心俞

2. 在背部，当第9胸椎棘突下，旁开1.5寸的腧穴是（　　）。
A. 督俞　B. 肝俞　C. 胆俞
D. 脾俞　E. 膈俞

3. 在腰部，当后正中线上，第4腰椎棘突下凹陷中的腧穴是（　　）。
A. 命门　B. 腰奇　C. 长强
D. 腰俞　E. 腰阳关

4. 在腰部，当第3腰椎棘突下，旁开1.5寸的腧穴是（　　）。
A. 风门　B. 厥阴俞　C. 大杼
D. 气海俞　E. 心俞

5. 在腰部，当第2腰椎棘突下是（　　）。
A. 肾俞　B. 腰俞　C. 腰阳关
D. 命门　E. 三焦俞

6. 在下腹部，前正中线上，当脐下4寸的腧穴是（　　）。
A. 中极　B. 关元　C. 石门
D. 气海　E. 阴交

7. 在上腹部，前正中线上，脐上5寸的腧穴是（　　）。
A. 紫宫　B. 上脘　C. 巨阙
D. 中庭　E. 膻中

8. 在小腿后面正中，委中与昆仑之间，当伸直小腿或足跟上提时，腓肠肌肌腹下出现尖角凹陷处的腧穴是（　　）。
A. 委阳　B. 合阳　C. 承山
D. 承筋　E. 光明

9. 在足内侧面，内踝后方，当内踝尖与跟腱之间凹陷处的腧穴是（　　）。
A. 照海　B. 申脉　C. 商丘
D. 中封　E. 太溪

10. 下列腧穴中，属胆经的腧穴是（　　）。
A. 攒竹　B. 承扶　C. 跗阳
D. 昆仑　E. 环跳

11. 属肾经合穴是（　　）。
A. 后溪　B. 太溪　C. 阳溪
D. 阳谷　E. 阴谷

12. 属任脉的腧穴是（　　）。
A. 大迎　B. 承浆　C. 大陵
D. 水沟　E. 人迎

13. 在头部，前发际正中之上3.5寸的腧穴是（　　）。
A. 风府　B. 后顶　C. 百会
D. 前顶　E. 囟会

14. 擅长治疗小腿三头肌痉挛的腧穴是（　　）。

A. 承扶　B. 委阳　C. 委中
D. 承山　E. 肾俞

15. 治疗腰背疼痛宜取的腧穴是(　　)。
A. 解溪　B. 足临泣　C. 委中
D. 膝阳关　E. 飞扬

16. 在足内侧,当内踝尖下方凹陷处的腧穴是(　　)。
A. 照海　B. 大钟　C. 水泉
D. 太溪　E. 商丘

17. 对小儿宜尽量**避免**操作的腧穴是(　　)。
A. 百会　B. 前顶　C. 囟会
D. 大椎　E. 人中

18. 足少阳胆经共有腧穴(　　)。
A. 43 个穴　B. 44 个穴　C. 45 个穴
D. 46 个穴　E. 47 个穴

19. 大横距前正中线的距离为(　　)。
A. 0.5 寸　B. 2 寸　C. 4 寸
D. 6 寸　E. 1 寸

20. 足阳明胃经起于(　　)。
A. 胃　B. 眶下缘　C. 鼻翼两侧
D. 第 2 趾外侧端　E. 第 2 趾内侧端

21. 经脉循行进入下齿中的是(　　)。
A. 足阳明胃经　B. 手阳明大肠经　C. 足太阴脾经
D. 足太阳膀胱经　E. 足少阳胆经

22. 地仓穴位于口角旁,距口角(　　)。
A. 0.1 寸　B. 0.2 寸　C. 0.3 寸
D. 0.4 寸　E. 0.5 寸

23. 胃经是经脉中分支最多的一条经脉,共有分支(　　)。
A. 3 支　B. 4 支　C. 5 支
D. 6 支　E. 7 支

24. 足阳明胃经的终止穴位是(　　)。
A. 迎香　B. 四白　C. 厉兑
D. 承泣　E. 下关

25. 位于足背最高点,当足背动脉搏动处的穴位是(　　)。
A. 解溪　B. 冲阳　C. 内庭
D. 厉兑　E. 照海

26. 以下关于足三里穴的叙述,正确的是(　　)。
A. 当犊鼻下 3 寸,距胫骨前缘一横指处　B. 是足太阳膀胱经的穴位
C. 位于梁丘穴下 3 寸　D. 位于上巨虚上 2 寸
E. 位于下巨虚上 4 寸

27. 足三里与下巨虚相距(　　)。

A. 2寸　B. 3寸　C. 4寸
D. 5寸　E. 6寸

28. 头维距头正中线旁开(　　)。
A. 3寸　B. 3.5寸　C. 4寸
D. 4.5寸　E. 5寸

29. 太白穴位于(　　)。
A. 在足内侧缘,当第1跖趾关节后缘,赤白肉际处
B. 在足内踝前下方凹陷中,当舟骨结节与内踝尖连线的中点处
C. 在小腿内侧,当足内踝尖上3寸,胫骨内侧缘后方
D. 在小腿内侧,当足内踝尖上2寸,胫骨内侧缘后方
E. 在小腿内侧,当胫骨内侧髁后下方凹陷处

30. 阴陵泉属于(　　)。
A. 足厥阴肝经　B. 手少阳三焦经　C. 足太阳膀胱经
D. 手太阳小肠经　E. 足太阴脾经

31. 小腿内侧面,当阴陵泉与三阴交的连线上,阴陵泉下3寸穴位是(　　)。
A. 地机　B. 血海　C. 天溪
D. 三阴交　E. 商丘

32. 外关属于(　　)。
A. 手太阴肺经　B. 手阳明大肠经　C. 手少阳三焦经
D. 足太阳膀胱经　E. 手太阳小肠经

33. 三阳络位于(　　)。
A. 腕背横纹上4寸,尺骨和桡骨之间
B. 腕背横纹上3寸,尺骨和桡骨之间
C. 屈肘,位于肱三头肌下部,尺骨鹰嘴上2寸
D. 腕掌横纹上3寸,尺骨和桡骨之间
E. 腕掌横纹上2寸,尺骨和桡骨之间

34. **不是**肩髎的主治作用的是(　　)。
A. 上肢运动功能障碍
B. 运动性疲劳
C. 失语症,构音障碍
D. 骨骼肌肉系统功能障碍:如肌肉挛缩、肌力减退、肌萎缩等
E. 心理行为异常

35. 内关穴位于(　　)。
A. 当曲泽与大陵连线上,腕横纹上2寸,掌长肌腱与桡侧腕屈肌腱之间
B. 当曲泽与大陵连线上,腕横纹上2寸,掌长肌腱与尺侧腕屈肌腱之间
C. 当曲泽与大陵连线上,腕横纹上4寸,掌长肌腱与尺侧腕屈肌腱之间
D. 当曲泽与大陵连线上,腕横纹上4寸,掌长肌腱与桡侧腕屈肌腱之间
E. 当曲泽与大陵连线上,腕横纹上3寸,掌长肌腱与桡侧腕屈肌腱之间

36. 下列**不属于**曲泽的治疗作用的是(　　)。
A. 心痛、心悸　B. 呕血、咯血　C. 热病、中暑

D. 胃痛、呕吐、泄泻　　E. 肘臂疼痛

37. 下列穴位中可以点刺放血的是(　　)。

A. 曲泽　　B. 郄门　　C. 内关

D. 天池　　E. 大陵

38. 不是劳宫穴的功效的是(　　)。

A. 感冒引起的咽喉肿痛

B. 手部肌肉及关节痉挛,长期制动引起的手掌肌肉萎缩

C. 长期卧床产生的消化系统症状,如膈肌痉挛、呕吐等

D. 免疫力低下引起的口疮、口臭、鼻出血

E. 可作为某些急症如昏迷、中暑、心绞痛等的急救穴

39. 治疗中风后遗症引起的手指屈伸不利,肌肉痉挛及肘臂肩背疼痛的穴位是(　　)。

A. 液门　　B. 关元　　C. 三阴交

D. 足临泣　　E. 复溜

40. 位置在腕背横纹中,当指伸肌腱的尺侧缘凹陷处的腧穴是(　　)。

A. 中渚　　B. 阳池　　C. 阳溪

D. 后溪　　E. 阳谷

41. 足少阳胆经穴,位于面部,当耳屏间切迹的前方,下颌骨髁状突的后缘,张口有凹陷处的腧穴是(　　)。

A. 耳门　　B. 上关　　C. 听宫

D. 下关　　E. 听会

42. 足少阳胆经穴,位于头部,当耳前鬓角发际后缘的垂线与耳尖水平线交点处的腧穴是(　　)。

A. 头维　　B. 曲鬓　　C. 昆仑

D. 液门　　E. 合谷

43. 足少阳胆经穴,位于耳前,下关直上,当颧弓的上缘凹陷处的腧穴是(　　)。

A. 耳门　　B. 太阳　　C. 听会

D. 听宫　　E. 上关

44. 足少阳胆经穴,位于项部,当枕骨之下,与风府相平,当胸锁乳突肌与斜方肌上端之间的凹陷处的腧穴是(　　)。

A. 哑门　　B. 上星　　C. 风池

D. 曲鬓　　E. 翳风

45. 足少阳胆经穴,位于肩上,当大椎与肩峰端连线中点的腧穴是(　　)。

A. 肩峰　　B. 肩髎　　C. 风池

D. 肩井　　E. 大椎

46. 足少阳胆经穴,位于大腿外侧部的中线上,当腘横纹上 7 寸,或直立垂手时,中指尖处的腧穴是(　　)。

A. 风府　　B. 风池　　C. 风市

D. 风门　　E. 梁丘

47. 足少阳胆经穴,位于股外侧部,侧卧屈股,当股骨大转子最凸点与骶管裂孔连线的外 1/3 与中 1/3 交点处的腧穴是(　　)。

A. 髀关　　B. 梁丘　　C. 环跳
D. 血海　　E. 承扶

48. 足少阳胆经穴，位于小腿外侧，当腓骨头前下方凹陷处的腧穴是(　　)。
A. 阳交　　B. 外丘　　C. 阳陵泉
D. 太渊　　E. 委中

49. 足少阳胆经穴，位于小腿外侧，当外踝尖上 7 寸，腓骨前缘，平阳交的腧穴是(　　)。
A. 承山　　B. 阴谷　　C. 委阳
D. 外丘　　E. 阴市

50. 足少阳胆经穴，位于足外踝的前下方，当趾长伸肌腱的外侧凹陷处的腧穴是(　　)。
A. 商丘　　B. 足临泣　　C. 丘墟
D. 冲阳　　E. 内庭

51. 足少阳胆经穴，位于小腿外侧，当外踝尖上 3 寸，腓骨前缘的腧穴是(　　)。
A. 外丘　　B. 悬钟　　C. 昆仑
D. 公孙　　E. 解溪

52. 足少阳胆经穴，位于足背外侧，当足 4 趾本节(第 4 跖趾关节)的后方，小趾伸肌腱外侧凹陷处的腧穴是(　　)。
A. 足临泣　　B. 丘墟　　C. 解溪
D. 内庭　　E. 申脉

53. 足少阳胆经穴，位于足背外侧，当第 4、5 趾间，趾蹼缘后方赤白肉际处的腧穴是(　　)。
A. 后溪　　B. 侠溪　　C. 阳溪
D. 太溪　　E. 后溪

54. 足厥阴肝经穴，位于足大趾末节外侧，距趾甲角 0.1 寸的腧穴是(　　)。
A. 隐白　　B. 大敦　　C. 历兑
D. 足窍阴　　E. 至阴

55. 足厥阴肝经穴，位于足背侧，当第 1、2 跖骨间隙的后方凹陷处的腧穴是(　　)。
A. 太冲　　B. 太溪　　C. 太渊
D. 太白　　E. 太阳

56. 足厥阴肝经穴，位于足背侧，当足内踝前，商丘与解溪连线之间，胫骨前肌腱的内侧凹陷处的腧穴是(　　)。
A. 跗阳　　B. 中封　　C. 昆仑
D. 太溪　　E. 丘墟

57. 足厥阴肝经穴，位于膝内侧，屈膝，当膝关节内侧面横纹内侧端，股骨内侧髁的后缘，半腱肌、半膜肌止端的前缘凹陷处的腧穴是(　　)。
A. 阴谷　　B. 膝阳关　　C. 委中
D. 委阳　　E. 曲泉

58. 足厥阴肝经穴，位于小腿内侧，当足内踝尖上 7 寸，胫骨内侧面中央的腧穴是(　　)。
A. 中封　　B. 中都　　C. 太冲
D. 蠡沟　　E. 曲泉

59. 足厥阴肝经穴中，是肝经募穴，主要用于治疗肝胆疾病等消化系统疾患，对胆管口括约肌有一定调整作用的腧穴是(　　)。

A. 日月　　B. 期门　　C. 章门
D. 中都　　E. 曲泉

60. 足厥阴肝经的荥穴是(　　)。
A. 曲泉　　B. 中封　　C. 蠡沟
D. 太冲　　E. 行间

61. 经外奇穴,位于头顶部,当百会穴前后左右各 1 寸,共 4 穴的是(　　)。
A. 四缝　　B. 神庭　　C. 四神聪
D. 上星　　E. 前顶

62. 经外奇穴,位于颞部,当眉梢与目外眦之间,向后约一横指的凹陷处的是(　　)。
A. 曲池　　B. 太阳　　C. 印堂
D. 太溪　　E. 阳池

63. 经外奇穴,位于项部,当翳风与风池之间的是(　　)。
A. 风池　　B. 风府　　C. 安眠
D. 后顶　　E. 翳明

64. 经外奇穴,位于额部,当两眉头中间的是(　　)。
A. 太阳　　B. 印堂　　C. 攒竹
D. 四白　　E. 神庭

65. 经外奇穴,位于背部,当第 7 颈椎棘突下,旁开 0.5 寸的是(　　)。
A. 定喘　　B. 夹脊穴　　C. 大椎
D. 肩井　　E. 外关

66. 经外奇穴中,位于腰背部,当第 1 胸椎至第 5 腰椎棘突下两侧,后正中线旁开 0.5 寸的是(　　)。
A. 心俞　　B. 腰眼　　C. 天枢
D. 夹背穴　　E. 命门

67. 经外奇穴中,位于腰部,当第 4 腰椎棘突下,旁开约 3.5 寸凹陷的是(　　)。
A. 腰阳关　　B. 腰眼　　C. 命门
D. 腰俞　　E. 中极

68. 经外奇穴中,位于手背侧,第 2、3 掌骨之间,掌指关节后 0.5 寸的是(　　)。
A. 后溪　　B. 内关　　C. 腕骨
D. 外劳宫　　E. 合谷

69. 经外奇穴中,位于足背侧,第 1 至第 5 趾间,趾蹼缘后方赤白肉际的是(　　)。
A. 八风　　B. 四缝　　C. 十宣
D. 神门　　E. 灵道

70. 经外奇穴中,位于第 2 至第 5 指掌侧,近端指关节的中央的是(　　)。
A. 外关　　B. 曲池　　C. 合谷
D. 四缝　　E. 八邪

71. 经外奇穴中,位于手十指尖端,距指甲游离缘 0.1 寸的是(　　)。
A. 八邪　　B. 四缝　　C. 后溪
D. 少商　　E. 十宣

72. 下列腧穴中,善于治疗因小儿大脑发育不全、脑积水等引起脑功能障碍的经外奇穴是(　　)。

A. 百会　B. 印堂　C. 定喘
D. 四缝　E. 四神聪

73. 下列腧穴中，善于治疗因支气管哮喘、慢性支气管炎、肺结核等所致呼吸障碍的经外奇穴是(　　)。
A. 太渊　B. 少商　C. 定喘
D. 肺俞　E. 云门

74. 下列腧穴中，善于治疗腰痛的经外奇穴是(　　)。
A. 腰阳关　B. 腰俞　C. 腰眼
D. 命门　E. 水沟

75. 下列腧穴中，善于治疗引起小儿慢性营养障碍的疾病的经外奇穴是(　　)。
A. 四神聪　B. 足三里　C. 膈俞
D. 中脘　E. 四缝

76. 在肘横纹内侧端与肱骨内上髁连线的中点处的腧位是(　　)。
A. 尺泽　B. 小海　C. 少海
D. 曲池　E. 少冲

77. 颧髎属于(　　)。
A. 手少阴经　B. 手太阳经　C. 足太阴经
D. 足少阴经　E. 手厥阴经

78. 支沟在腕背横纹上(　　)。
A. 4 寸　B. 3 寸　C. 5 寸
D. 7 寸　E. 8 寸

79. 大肠经的体表走向是(　　)。
A. 从胸走手　B. 从足走胸　C. 从头走足
D. 从胸走足　E. 从手走面

【A2 型题】

1. 患者，女，65 岁，因脑卒中入康复科治疗，入院时由于足踝关节长期不活动而引起足踝关节运动功能障碍及足踝关节疼痛，治疗应选择的腧穴是(　　)。
A. 商丘　B. 条口　C. 解溪
D. 冲阳　E. 血海

2. 患者因脑卒中入康复科治疗，理解能力下降，答非所问，治疗应选择的腧穴是(　　)。
A. 耳门　B. 听会　C. 三阳络
D. 肩髎　E. 翳风

3. 患者，女，65 岁，胸痛，心悸半年，发作时疼痛向两臂放射，肩臂酸痛。针灸治疗本病的取穴是(　　)。
A. 内关、心俞、太冲　B. 外关、阴郄、膻中　C. 内关、膻中、阴郄
D. 外关、血海、太冲　E. 血海、膻中、太冲

【B1 型题】

A. 解溪　B. 肩髎　C. 冲阳
D. 公孙　E. 阴陵泉

1. 患者病损后出现抑郁、失眠等心理问题，治疗选取的腧穴是(　　)。

2. 患者中枢或周围神经损伤引起的小便不利、遗尿或失禁,治疗选取的腧穴是(　　)。

A. 运动性疲劳　　B. 听觉系统功能障碍
C. 胆道系统引起的胁肋疼痛　　D. 失语症,构音障碍
E. 长期制动及卧床引起的消化功能障碍

3. 肩髎的主治是(　　)。
4. 翳风的主治是(　　)。

A. 外关　　B. 郄门　　C. 间使
D. 阴郄　　E. 支沟

5. 位置在桡骨与尺骨之间,指总伸肌和拇长伸肌之间,腕背横纹上2寸的穴位是(　　)。
6. 位置在前臂掌侧,当曲泽与大陵的连线上,腕横纹上3寸。掌长肌腱与桡侧腕屈肌腱之间的穴位是(　　)。

A. 足三里　　B. 郄门　　C. 公孙
D. 大陵　　E. 天池

7. 属于合穴的腧穴是(　　)。
8. 属于原穴的腧穴是(　　)。
9. 属于八脉交会穴的腧穴是(　　)。

A. 听会　　B. 听宫　　C. 耳门
D. 太溪　　E. 涌泉

10. 属足少阳胆经的腧穴是(　　)。
11. 属手少阳三焦经的腧穴是(　　)。

A. 下关　　B. 上关　　C. 上脘
D. 下脘　　E. 上星

12. 属足阳明胃经的腧穴是(　　)。
13. 属足少阳胆经的腧穴是(　　)。

A. 肩井　　B. 风池　　C. 环跳
D. 听会　　E. 风市

14. 属足少阳胆经的腧穴,既可以治疗听力障碍,又可以治疗视力障碍的是(　　)。
15. 属足少阳胆经的腧穴,既可以治疗全身瘙痒等皮肤病,又可以治疗下肢运动功能障碍的是(　　)。

A. 太渊　　B. 膈俞　　C. 阳陵泉
D. 膻中　　E. 悬钟

16. 八会穴之气会是(　　)。
17. 八会穴之血会是(　　)。

A. 环跳　　B. 听门　　C. 足三里
D. 昆仑　　E. 太溪

18. 属于手少阳三焦经的腧穴,主要治疗听功能障碍的是(　　)。
19. 属于足少阳胆经的腧穴,主要治疗下肢运动功能障碍的是(　　)。

A. 行间　B. 大敦　C. 太冲
D. 太渊　E. 太溪

20. 足厥阴肝经的荥穴是(　　)。
21. 足厥阴肝经的输穴是(　　)。

A. 大敦　B. 太冲　C. 丘墟
D. 中封　E. 曲泉

22. 可治疗大肠蠕动功能减弱或消失的足厥阴肝经腧穴是(　　)。
23. 可治疗因长期失眠或长期情绪失调而引起的焦虑或抑郁障碍的足厥阴肝经腧穴是(　　)。

A. 玉液　B. 金津　C. 水沟
D. 翳明　E. 定喘

24. 经外奇穴中,位于口腔内,当舌系带两侧静脉上,左为(　　)。
25. 经外奇穴中,位于口腔内,当舌系带两侧静脉上,右为(　　)。

A. 神庭　B. 印堂　C. 夹脊
D. 阳白　E. 四神聪

26. 针刺操作宜平刺的经外奇穴是(　　)。
27. 针刺操作宜提捏进针的经外奇穴是(　　)。

A. 平刺 0.5~0.8 寸　B. 向下或向上平刺 0.3~0.5 寸
C. 直刺 0.3~0.5 寸　D. 向上斜刺 0.5~0.8 寸
E. 直刺 0.5~1 寸

28. 夹脊穴的针刺操作宜(　　)。
29. 八邪穴的针刺操作宜(　　)。

A. 八邪　B. 百会　C. 四神聪
D. 夹脊　E. 少商

30. 善于治疗手指运动、感觉功能障碍的经外奇穴是(　　)。
31. 善于治疗因自主神经功能紊乱引起的相关疾病的经外奇穴是(　　)。

A. 四白　B. 四缝　C. 八邪
D. 球后　E. 睛明

32. 善于治疗小儿长期营养不良引起的相应生理障碍的经外奇穴是(　　)。
33. 善于治疗视力障碍的经外奇穴是(　　)。

【X 型题】

1. 与睛明穴有交会的经脉是(　　)。
A. 手阳明经　B. 阴跷　C. 阳跷
D. 足太阳经　E. 足阳明经
2. 属于任脉的腧穴有(　　)。
A. 中脘　B. 大椎　C. 中极
D. 腰俞　E. 关元
3. 一源三岐的经脉有(　　)。
A. 任脉　B. 督脉　C. 肾经

D. 冲脉　　E. 肝经

4. 联系耳的经脉有(　　)。

A. 手阳明经　　B. 足阳明经　　C. 手少阳经

D. 足太阳经　　E. 足少阳经

5. 以下腧穴可以治疗吞咽障碍的有(　　)。

A. 建里　　B. 中脘　　C. 上脘

D. 巨阙　　E. 天突

6. 能提高机体免疫力的腧穴有(　　)。

A. 大椎　　B. 足三里　　C. 关元

D. 气海　　E. 下脘

7. 下列腧穴中,擅长治疗呼吸功能障碍的有(　　)。

A. 肺俞　　B. 长强　　C. 中腑

D. 膈俞　　E. 太溪

8. 廉泉擅长治疗的障碍有(　　)。

A. 运动性失语　　B. 流涎　　C. 吞咽困难

D. 构音障碍　　E. 咽喉疼痛

9. 须排尿后进行针刺的腧穴有(　　)。

A. 中极　　B. 关元　　C. 曲骨

D. 归来　　E. 肾俞

10. 内庭可用于治疗(　　)。

A. 牙痛　　B. 心烦　　C. 失眠

D. 头痛　　E. 足背肿痛

11. 下列关于腧穴定位的叙述中,**错误**的有(　　)。

A. 足三里在小腿前外侧,当犊鼻下 3 寸,距胫骨前缘一横指

B. 伏兔在大腿前面,当髂前上棘与髌骨外上缘连线上髌底上 6 寸

C. 下关在面部,耳前方,当颧弓与下颌切迹所形成的凹陷处,开口取穴

D. 阴市在大腿前面,当髂前上棘与髌底外侧端的连线上,髌底上 2 寸

E. 丰隆在小腿前外侧,当外踝尖上 8 寸,距胫骨前缘两横指(中指)

12. 足三里可用治(　　)。

A. 长期制动引起的不良生理效应　　B. 下肢运动功能障碍

C. 运动性疲劳　　D. 胃、胆道系统引起的疼痛

E. 免疫力低下

13. 位于外踝上 8 寸的腧穴是(　　)。

A. 承山　　B. 条口　　C. 丰隆

D. 上巨虚　　E. 下巨虚

14. 治疗长期制动及长期卧床引起的消化功能紊乱,如肠鸣、腹胀、腹痛、饮食不化时所选用的腧穴包括(　　)。

A. 公孙　　B. 商丘　　C. 足三里

D. 中脘　　E. 血海

15. 孕妇不宜针灸的腧穴**不包括**(　　)。
A. 三阴交　B. 地机　C. 下巨虚
D. 大椎　E. 命门

16. 可以治疗下肢运动功能障碍的腧穴是(　　)。
A. 环跳　B. 三阳络　C. 足三里
D. 伏兔　E. 悬钟

17. 可以治疗失语症、构音障碍的腧穴是(　　)。
A. 支沟　B. 三阳络　C. 廉泉
D. 肩髎　E. 翳风

18. 下列腧穴中,可以治疗心悸、心痛的是(　　)。
A. 曲泽　B. 郄门　C. 内关
D. 大陵　E. 间使

19. 手少阴心经的腧穴包括(　　)。
A. 少海　B. 阴郄　C. 间使
D. 神门　E. 支沟

20. 听宫的主治功能有(　　)。
A. 听功能障碍　B. 面部肌肉运动功能障碍
C. 面部感觉障碍　D. 视力障碍
E. 免疫力低下

21. 风池的主治功能是(　　)。
A. 功能性头痛
B. 听功能障碍
C. 视力障碍
D. 失眠及失眠引起的焦虑障碍或抑郁障碍
E. 足跟痛

22. 下列选项中,肩井穴的主治功能**不包括**(　　)。
A. 失眠及失眠引起的焦虑障碍或抑郁障碍
B. 肩周炎引起的肩痛
C. 脑卒中后偏瘫
D. 免疫力低下
E. 进行性延髓麻痹所致的吞咽障碍

23. 下列是阳陵泉主治功能的有(　　)。
A. 胆道系统引起的疼痛
B. 下肢运动功能障碍
C. 免疫力低下
D. 吞咽障碍
E. 失眠及失眠引起的焦虑障碍或抑郁障碍

24. 风市穴的主治功能有(　　)。
A. 脑卒中后偏瘫　B. 股外侧皮神经炎所致的下肢感觉减退
C. 荨麻疹引起的皮肤瘙痒　D. 癫痫引起的意识障碍

E. 胸膜炎引起的胸痛和呼吸功能受限

25. 下列宜直刺的足少阳胆经腧穴有(　　)。

A. 风池　　B. 日月　　C. 肩井
D. 阳陵泉　　E. 听宫

26. 关于腧穴丘墟,下列说法正确的有(　　)。

A. 足少阳胆经原穴　　B. 通带脉
C. 可治疗外踝痛　　D. 八会穴之髓会
E. 通督脉

27. 以下足厥阴肝经腧穴中可治疗尿潴留的腧穴有(　　)。

A. 大敦　　B. 太冲　　C. 中封
D. 蠡沟　　E. 曲泉

28. 曲泉的主治功能有(　　)。

A. 膝关节及周围软组织损伤引起的下肢运动功能障碍和疼痛
B. 子宫脱垂、阴道炎、痛经、月经不调等
C. 前列腺炎引起的排尿异常、疼痛、性功能障碍
D. 肝炎引起的肝功能异常、消化道症状及神经症状
E. 青少年近视

29. 太冲的主治功能有(　　)。

A. 月经不调、功能失调性子宫出血
B. 脑血管意外引起的下肢运动、感觉功能障碍
C. 长期失眠或长期情绪失调引起的焦虑或抑郁障碍
D. 高血压
E. 糖尿病

30. 位于背腰部的经外奇穴有(　　)。

A. 夹脊　　B. 胃管下俞
C. 定喘　　D. 腰眼
E. 腰俞

31. 经外奇穴夹脊穴的主治有(　　)。

A. 自主神经功能紊乱引起的相关疾病　　B. 脑血管疾病所致的偏瘫
C. 脑瘫患儿的功能障碍　　D. 三叉神经痛
E. 慢性胃炎

32. 经外奇穴鱼腰的主治包括(　　)。

A. 眼睑下垂　　B. 视力障碍
C. 眉棱骨痛　　D. 颞颌关节功能障碍
E. 口腔溃疡引起的口腔疼痛

33. 经外奇穴印堂的主治包括(　　)。

A. 面神经麻痹引起的面部表情肌运动功能障碍
B. 长期神经衰弱引起的一系列症状
C. 失眠及失眠引起的焦虑或抑郁障碍
D. 舌肌麻痹或痉挛

E. 手指运动功能障碍

34. 少海穴可用于治疗(　　)。

A. 小便不利　　B. 冠心病

C. 上肢麻痹　　D. 瘰疬

E. 失眠

35. 经外奇穴十宣的主治有(　　)。

A. 中暑　　B. 小儿惊厥

C. 指端感觉障碍　　D. 小儿慢性营养障碍

E. 免疫力低下

36. 下列属于手少阴心经的腧穴有(　　)。

A. 少府　　B. 大陵

C. 小海　　D. 阳谷

E. 通里

37. 下列对神门穴的叙述正确的是(　　)。

A. 原穴　　B. 输穴

C. 八会穴　　D. 治疗心悸、失眠

E. 在腕横纹上

38. 下列属于通里穴的主治有(　　)。

A. 失眠　　B. 心悸

C. 崩漏　　D. 哑症

E. 胃痛

(二)名词解释

1. 经络
2. 经络的组成
3. 奇经八脉
4. 腧穴
5. 奇穴
6. 郄穴
7. 八会穴
8. 横指同身寸
9. 交会穴
10. 下合穴

(三)简答题

1. 简述选穴原则。
2. 简述配穴方法。
3. 简述中府的定位、主治。
4. 简述哑门的定位、主治。
5. 简述风府的定位、主治。
6. 简述手阳明大肠经的循行路线。
7. 简述足太阳膀胱经的循行路线。

8. 试述阳陵泉主治哪些病症。
9. 简述内关的治疗作用。
10. 试述足少阴肾经循行路线。
11. 简述阴陵泉的主治功能。
12. 简述足少阳胆经穴悬钟的主治功能。
13. 简述足太阴脾经的循行路线。
14. 简述公孙的定位、主治。
15. 简述手少阳三焦经的循行路线。
16. 简述三阴交的定位、主治。
17. 简述百会的定位、主治。
18. 简述足阳明胃经的循行路线。
19. 简述督脉、任脉的循行路线。

四、参考答案

（一）选择题

【A1 型题】

1. D	2. B	3. E	4. D	5. D	6. A	7. B	8. C	9. E	10. E
11. E	12. B	13. D	14. D	15. C	16. A	17. C	18. B	19. C	20. C
21. B	22. D	23. C	24. C	25. B	26. A	27. E	28. D	29. A	30. E
31. A	32. C	33. A	34. C	35. A	36. B	37. A	38. A	39. A	40. B
41. E	42. B	43. E	44. C	45. D	46. C	47. C	48. C	49. D	50. C
51. B	52. A	53. B	54. A	55. A	56. B	57. E	58. B	59. B	60. E
61. C	62. B	63. C	64. B	65. A	66. D	67. B	68. D	69. A	70. D
71. E	72. E	73. C	74. C	75. E	76. C	77. B	78. B	79. E	

【A2 型题】

1. A　2. C　3. C

【B1 型题】

1. D	2. E	3. A	4. B	5. A	6. C	7. A	8. D	9. C	10. A
11. C	12. A	13. B	14. B	15. E	16. D	17. B	18. B	19. A	20. A
21. C	22. A	23. B	24. B	25. A	26. E	27. B	28. C	29. D	30. A
31. D	32. B	33. D							

【X 型题】

1. BCDE	2. ACE	3. ABD	4. ACDE	5. ABCDE	6. ABCD
7. ACDE	8. ABCDE	9. ABCD	10. ABCDE	11. CD	12. ABCDE
13. ABC	14. ABCD	15. ACDE	16. ACDE	17. ABC	18. ABCDE
19. ABD	20. ABC	21. ABCDE	22. AE	23. AB	24. ABC
25. ADE	26. AC	27. CDE	28. ABC	29. ABCD	30. ABCD
31. ABCDE	32. ABC	33. ABC	34. BCDE	35. ABC	36. AE
37. ABDE	38. ABCD				

（二）名词解释

1. **经络**：经络是经脉和络脉的总称，直行主干为经，网状分支为络。经络是运行气血、联系脏腑和体表及全身各部的通道，是人体功能的调控系统。

2. **经络的组成**：经络系统包括十二经脉、奇经八脉、十二经别、十五络脉、十二经筋和十二皮部。

3. **奇经八脉**：奇经八脉，是具有特殊分布和作用的经脉，统帅、联络其余经络，调节气血之盛衰。奇经八脉，包括督脉、任脉、冲脉、带脉、阳跷脉和阴跷脉、阳维脉和阴维脉。既不直属脏腑，又无表里配合关系，“别行其道”。对其余经络起到统率、联络、和调节气血盛衰的作用。

4. **腧穴**：腧穴是人体脏腑经络之气血灌注于体表的特殊部位，既是疾病反应之处，又是针灸推拿施术之处。

5. **奇穴**：奇穴又统称为“经外奇穴”未归入十四经穴，但具有具体位置和名称的经验效穴，这类腧穴对某些病证有特殊疗效，如四缝穴治疗小儿疳积，颈百劳穴治疗颈项疼痛等。

6. **郄穴**：郄穴是各经经气所深聚的地方，十二经脉各有一个郄穴，奇经八脉中的阴跷脉、阳跷脉、阴维脉、阳维脉也各有一个郄穴，合而为“十六郄穴”。大部分都分布在四肢肘膝关节以下。

7. **八会穴**：八会穴是指脏、腑、气、血、筋、脉、骨、髓等精气所会聚的腧穴，共八个，分散在躯干部和四肢部，与其所属的脏器组织的生理功能密切相关。

8. **横指同身寸**：以中指中节横纹处为标准，将示指、中指、无名指、小指四指并拢，四指的宽度为三寸，又名“一夫法”。

9. **交会穴**：交会穴是指两经或数经相交会合的腧穴。其中主要的一经即腧穴所归属的一经称为本经，相交会的经称为他经。交会穴的分布多在头面、躯干部位。

10. **下合穴**：六脏之气下合于足三阳经的腧穴，称为“下合穴”，又称“六腑下合穴”。它是根据《灵枢·邪气脏腑病形》中“合治内府”的理论而提出来的。下合穴共有六个，其中胃、胆、膀胱的下合穴位于本经，大肠、小肠的下合穴同位于胃经，三焦的下合穴位于膀胱经。

（三）简答题

1. 简述选穴原则。

答：（1）近部选穴。

（2）远部选穴。

（3）辨证对症选穴：①辨证选穴；②对症选穴。

2. 简述配穴方法。

答：配穴是在选穴原则的指导下，选取两个或两个以上、主治相同或相近，具有协同作用的腧穴加以配伍应用的方法。其目的是加强腧穴的治病作用，配穴是否得当，直接影响治疗效果。常用的配穴方法主要包括本经配穴、表里经配穴、同名经配穴、上下配穴、前后配穴和左右配穴等方法。

3. 简述中府的定位、主治。

答：定位：在胸部，横平第1肋间隙，锁骨下窝外侧，前正中线旁开6寸。

主治：①肺系疾患：咳嗽，支气管炎，支气管扩张，哮喘；②经脉循行部位疾患：肩臂痛，肘臂外侧痛。

4. **简述哑门的定位、主治。**

答：定位：在项部，当后发际正中直上0.5寸，第1颈椎下。

主治：①构音相关障碍：中风不语，急性失声，吞咽障碍；②神经系统病症：头痛，项强，中风，癫狂痫。

5. **简述风府的定位、主治。**

答：定位：在项部，当后发际正中直上1寸，枕外隆凸直下，两侧斜方肌之间凹陷中。

主治：①神经系统病症：头痛，眩晕，项强，中风不语，半身不遂，癫狂痫；②颜面部病症：目痛，鼻出血，咽喉肿痛。

6. **简述手阳明大肠经的循行路线。**

答：①起始于示指桡侧末端，沿着示指桡侧缘上行；②走行于第1、2掌骨之间，进入拇长伸肌腱和拇短伸肌腱之间；③沿着前臂桡侧；④进入肘横纹外侧；⑤经过上臂外侧前边；⑥上肩；⑦出肩峰部前边；⑧交会于第7颈椎棘突下；⑨向前下进入锁骨上窝；⑩散络于肺；⑪通过膈肌；⑫属于大肠；⑬颈部支脉，从锁骨上窝上行，经颈部；⑭通过面颊；⑮进入下齿中，出来挟口旁；⑯交会于人中，左支向右行，右支向左行，向上挟鼻孔旁。

7. **简述足太阳膀胱经的循行路线。**

答：①起于眼内角；②上行额部；③交汇于头顶；④其支者，从头顶分出至耳上方。⑤其直者，从头顶入内络于脑；⑥回出项部分开下行；⑦一支沿肩胛内侧，夹脊旁；⑧到达腰中；⑨进入脊旁筋肉；⑩络肾；⑪属膀胱；⑫其支者，从腰中分出，夹脊旁，通过臀部；⑬进入腘窝中；⑭其支者，从肩胛内侧分别下行，通过肩胛，夹脊旁；⑮经过髋关节部；⑯沿大腿外侧后边下行；⑰会合于腘窝中；⑱由此向下通过腓肠肌部；⑲出外踝之后；⑳沿第五跖骨粗隆；㉑至小指外侧。

8. **试述阳陵泉主治哪些病症。**

答：①头面五官疾患：偏头痛，目外眦痛，头痛，目赤肿痛，耳鸣耳聋，咽喉肿痛；②经脉循行部位疾患：腰腿痛，膝关节炎，下肢麻木，下肢废用性肌萎缩、肌力减退、挛缩；③胃肠疾患：胆囊炎；④心血管疾患：高血压，脑卒中；⑤神志疾患：痴呆，精神分裂症，小儿惊风，惊狂，癫痫。

9. **简述内关的治疗作用。**

答：①运动系统病症：上肢运动功能障碍、废用性肌萎缩、肌力减退、挛缩疼痛等；②心血管系统病症：心绞痛、冠心病、心悸；③消化系统病症：胃肠功能紊乱。

10. **试述足少阴肾经循行路线。**

答：①起于足小趾之下，斜行走向足心；②出于舟骨粗隆下；③沿内踝之后；④分支进入足跟中；⑤上向小腿部内；⑥出腘窝内侧；⑦上大腿内后侧；⑧通过脊柱；⑨属于肾，络于膀胱；⑩上行主干，从肾向上；⑪通过肝、膈；⑫进入肺中；⑬沿着喉咙；⑭挟舌根旁；⑮其支脉，从肺出来，络于心，流注于胸中，接手厥阴心包经。

11. **试述阴陵泉主治哪些病症。**

答：①运动系统病症：膝关节运动功能障碍；②消化系统病症：腹胀，腹痛；③呼吸系统病症：咳嗽，气喘；④男科病症：阴茎痛，遗精；⑤其他：尿潴留，尿失禁，遗尿。

12. **简述足少阳胆经穴悬钟的主治功能。**

答：①头面五官疾患：偏头痛，目外眦痛，头痛，目赤肿痛，耳鸣耳聋，咽喉肿痛；②经脉循行部位疾患：腰腿痛，膝关节炎，坐骨神经痛，下肢麻木，下肢废用性肌萎缩、肌力减退、挛缩；③胃肠疾患：胆囊炎；④心血管疾患：高血压，中风；⑤神志疾患：痴呆，精神分裂症，小儿惊风，惊狂，癫痫。

13. 简述足太阴脾经的循行路线。

答：①起于足大趾末端，沿着大趾内侧赤白肉际处；②经过第1跖骨小头后；③上向沿着内踝前边；④经过腓肠肌；⑤沿胫骨后，交出足厥阴肝经之前；⑥经膝内侧；⑦向上膝股内侧前边；⑧进入腹腔；⑨属于脾，联络胃；⑩通过膈肌；⑪挟食管旁；⑫直达喉咙及舌根，散布舌下；⑬脾经支脉：从胃部分出，向上经过膈肌；⑭流注于心中。

14. 简述公孙的定位、主治。

答：定位：在跖区，第1跖骨底的前下缘赤白肉际处。

主治：①胃肠疾患：胃痛，呕吐，肠炎，消化道出血，便秘；②经脉循行部位疾患：关节痛，足痛，腓肠肌痉挛，踝关节及周围软组织损伤，下肢肌肉萎缩；③妇科疾患：月经不调，闭经，痛经，白带异常，不孕，难产；④男科疾患：不育，遗精，阳痿；⑤神志疾患：失眠，癫狂，谵语。

15. 简述手少阳三焦经的循行路线。

答：①起于无名指末端；②上行小指与无名指之间；③沿着手背；④出于前臂伸侧尺、桡骨间；⑤向上通过肘尖；⑥沿上臂外侧；⑦向上通过肩部；⑧交出足少阳经的后面；⑨进入锁骨上窝；⑩分布于纵隔中，散络于心包；⑪通过膈肌，广泛遍属上、中、下三焦；⑫其支脉，从纵隔中上行；⑬出锁骨上窝；⑭向后上项；⑮联系耳后；⑯直上出耳上角；⑰弯向下至面颊，到达眼睛下方；⑱其支脉，从耳后进入耳中，出走耳前，经过上关穴，交面颊；⑲至外眼角接足少阳胆经。

16. 简述三阴交的定位、主治。

答：定位：正坐或仰卧。在小腿部内侧，当足内踝尖上3寸，胫骨内侧缘后方。

主治：①消化系统病症：腹胀，腹痛，饮食不化，便秘；②神经精神系统病症：神经衰弱，小儿舞蹈病，下肢神经痛或瘫痪，失眠，倦怠；③运动系统病症：足踝关节运动功能障碍；④妇科病症：月经不调，经闭，功能失调性子宫出血。⑤男科病症：性功能减退；⑥其他：小便不利，遗尿。

17. 简述百会的定位、主治。

答：定位：在头部，当前发际正中直上5寸，或两耳尖连线的中点处。

主治：①神经系统病症：头痛，眩晕，中风失语，癫狂痫，失眠，健忘。②其他：直肠、子宫脱垂，久泻。

18. 简述足阳明胃经的循行路线。

答：①起于鼻翼旁，挟鼻上行；②左右侧交会于鼻根部，与旁侧足太阳膀胱经相会；③向下沿着鼻外侧；④进入上齿龈内；⑤环绕口唇；⑥向下在颏唇沟承浆穴处左右相交；⑦退回向后沿着下颌骨后下缘到大迎穴处；⑧沿下颌角上行过耳前；⑨经过上关穴（足少阳胆经）；⑩继续向上走行；⑪沿着发际到达前额；⑫面部支脉：从大迎穴起，向下经过人迎穴；⑬沿着喉咙，进入锁骨上窝部；⑭向下通过膈肌；⑮属于胃，联络脾；⑯缺盆部直行的支脉：从缺盆向下经乳头；⑰再向下挟脐旁，进入少腹两侧腹股沟动脉处；⑱胃下口部支脉：起始于幽门部；⑲沿着腹内向下与气冲会合，下行至髋关节前；⑳直接抵达到股四头肌隆起处；㉑下行至膝关节髌骨中；㉒沿着胫骨外侧前缘；㉓向下经足背；㉔进入第2足趾外侧端；㉕胫部支脉：从膝下3寸处分出；㉖向下进入足中趾外侧；㉗足背部支脉：从足背上分出，进入足大趾内侧端。

19. 简述督脉、任脉的循行路线。

答：任脉：①起于中极之下；②以上阴毛部；③沿腹内上行，经过关元穴；④行至咽喉部；⑤上行环绕口唇；⑥经过面部；⑦至目眶下。

督脉：①起于小腹内；②后行至脊柱内部；③上达风府，入脑；④上行巅顶；⑤沿前额下行至鼻柱。

第四章 针灸疗法

一、学习要点

掌握

1. 掌握毫针、灸法、电针法、头皮针、腕踝针、三棱针法、耳针、皮肤针法、皮内针法、穴位注射法及拔罐法的基本操作技术。

2. 掌握针灸处方的原则及穴位的选择。

熟悉

1. 熟悉针灸异常情况的处理和预防。

2. 熟悉针刺补泻的概念、补泻手法和针刺的刺激强度。

3. 熟悉针灸处方中的刺灸方法的选择。

了解

1. 了解针灸疗法在康复医学中的应用。

2. 了解毫针、灸法、电针法、头皮针、腕踝针、三棱针法、耳针、皮肤针法、皮内针法、穴位注射法及拔罐法的注意事项。

二、内容要点

（一）针灸疗法简介

1. 针灸疗法 是运用刺法和灸法刺激人体的一定部位（腧穴），起到改善关节活动度、增强肌力、减轻疼痛等作用，从而改善功能障碍，提高日常生活能力。目前针灸疗法除毫针刺法、灸法外，还包括后世发展起来的头针、皮内针、拔罐、三棱针、耳针、水针、电针、埋针、挑治及刮痧等。

2. 针灸疗法在康复中的作用 有维持和改善运动器官功能、增强心肺系统功能、提高神经系统调节能力、止痛等作用。

3. 针灸疗法在康复中的应用 在康复医学领域，针灸疗法可以应用于肢体运动功能障碍、言语功能障碍、吞咽功能障碍、认知功能障碍、心肺功能障碍和疼痛的康复治疗。

（二）毫针刺法

1. 毫针结构、规格与选择 毫针是由金属制成的，目前以不锈钢材质最常用。不锈钢制作的毫针具有较高的强度和韧性，针体挺直滑利，耐热、防锈，而且不易被化学物品腐蚀，临床应用较为广泛。

毫针的规格主要以针身的长短和直径来确定不同规格。

毫针的长短规格

旧规格(英寸)	0.5	1	1.5	2	3	4	5	6
新规格(mm)	13	25	40	50	75	100	125	150

毫针的粗细规格

号数	24	26	28	30	32	34	36
直径(mm)	0.45	0.40	0.35	0.30	0.25	0.22	0.20

毫针的选择是根据患者的体质、体形、年龄、病情和腧穴部位等情况,选用不同规格的毫针。

2. 针刺前的准备 依据选穴选择适当的体位,临床针刺时常用的体位有仰卧位、俯卧位、侧卧位、仰靠坐位、俯伏坐位、侧伏坐位;严格消毒,消毒包括针具器械、医生手、施术部位及治疗室用具的消毒。

3. 基本操作技术 毫针的基本操作技术包括持针法,进针法,针刺的角度、方向和深度,行针手法,针刺补泻,针刺得气,留针与出针等。

(1)持针法:分为两指持针法、三指持针法、四指持针法及双手持针法。临床上多用拇、示、中三指持针法。

(2)进针法:指将毫针刺入腧穴皮下的方法。进针的方法有双手、单手及管针进针法及速刺法等。

(3)针刺的角度:指进针时针与皮肤表面所形成的夹角,一般分为直刺(90°)、斜刺(45°)、平刺(15°)。

(4)针刺方向:指针尖所朝的方向,简称针向。针刺入穴位后,根据针感强弱及其传导方向等情况,调整针刺方向,激发经络之气。

(5)针刺深度:指针身刺入腧穴皮肉的深浅。在临床应用时,要根据患者的病情、年龄、体质、经脉循行的深浅,以及不同时令而灵活掌握。

(6)行针手法:指进针后为获得针感、调控针感采取的操作方法。行针的基本手法包括提插法和捻转法,辅助手法包括循法、刮法、弹法、摇法、震颤法、飞法。其中辅助手法是对基本手法的补充,目的是促进获得针感,加强与调控针感。

(7)得气:指毫针刺入腧穴后,通过提插、捻转行针,针刺部位产生的经气感应。针刺得气与否,应从患者对针刺的感觉和反应与医者手下的感觉两方面来判断。患者对针刺的感觉和反应主要为酸、麻、胀、重,还有凉、热、触电感、抽动、蚁行感、不自主的肢体活动等。针刺得气后,针下可由未得气时的轻松虚滑慢慢转变为沉紧,或感到肌肉跳跃、抽动。得气是产生治疗作用的关键,是判断患者经气盛衰、取穴准确及疾病预后、针治效应的依据,也是针刺过程中进一步实施手法的基础。

(8)针刺补泻:凡是能够扶助经气,使机体低下的功能状态恢复正常的针刺方法,称为补法;凡是能够疏泄邪气,使机体亢盛的功能状态恢复正常的针刺方法,称为泻法。

针刺补泻手法为分"单式补泻手法"和"复式补泻手法"两类。针刺补泻效果的决定因素主要与机体所处的功能状态、腧穴的特异性、针刺手法三方面有关。针刺时机体所处的功能状态,是产生针刺补泻效果的决定因素。

(9)留针与出针:当毫针刺入腧穴,行针得气并施以或补或泻手法后,将针留置在穴内不动，称为留针。通过留针，可以加强针刺感应和延长刺激作用，还可以起到候气与调气的目的。留针方法主要有静留针法和动留针法两种，临床应视患者体质、病情、腧穴位置等不同而分别使用。在施行针刺手法或留针达到预定针刺目的和治疗要求后，即可出针。

（三）灸法

灸法是指用艾绒、或以艾绒为主要成分制成的灸材或其他燃烧材料，点燃后悬置或放置在腧穴或病变部位，进行烧灼、温熨，借灸火的热力以及药物的作用，通过经络的传导，调整脏腑、阴阳、气血，达到治病、防病和保健目的，从而改善功能障碍的一种中医外治方法。

1. 艾灸

（1）艾炷灸：即把艾炷放在穴位上施灸。根据艾炷与穴位皮肤之间是否间隔药物，又分为直接灸和间接灸两大类。

1）直接灸：是指将艾炷直接放在皮肤上施灸的方法，根据灸后有无烧伤化脓，又分为化脓灸和非化脓灸。化脓灸法是用黄豆大或枣核大的艾炷放在穴位上施灸，局部组织经烫伤后，产生无菌性化脓现象。化脓灸 5~7 天后，灸穴逐渐出现无菌性化脓反应，形成灸疮，经 30~40 天，灸疮结痂脱落，局部留有瘢痕。能否形成灸疮、灸疮是否透发是取得疗效的关键。此法多用于哮喘、慢性胃肠炎、发育障碍等疾病和体质虚弱者。非化脓灸产生温烫效应，不透发成灸疮，适用于虚寒轻证，常用于气血虚弱、眩晕和皮肤疣等。临床上，采用麦粒大艾炷放在穴位上施灸的方法，称为麦粒灸。

2）间接灸：又称间隔灸或隔物灸，即在艾炷下垫衬一些药物施灸的方法。因衬隔物的不同，可分为多种灸法，都以所间隔的药物直接命名。此法火力温和，具有艾灸和药物的双重作用，患者易于接受，为临床常用。常用的间接灸有隔姜灸、隔蒜灸、隔盐灸、隔附子灸四种。其中隔姜灸多用于治疗外感表证和虚寒性疾病，如感冒、呕吐、腹痛、泄泻等；隔蒜灸多用于治疗肺痨、腹中积块及未溃疮疖、蛇蝎毒虫所伤等；隔盐灸可用于急性腹痛、吐泻、痢疾、四肢厥冷和虚脱等；隔附子灸用来治疗各种阳虚证，如阳痿、早泄以及疮疡久溃不敛等证。

（2）艾条灸法：即将艾绒制作成艾条进行施灸的方法，有悬起灸和实按灸之别。

1）悬起灸：指将点燃的艾条悬于施灸穴位上熏烤的一种施灸方法。其操作方式有温和灸、雀啄灸和回旋灸三种。

2）实按灸：指在施灸部位垫上布或纸，点燃药条一端后，趁热按到施术部位，使热力透达到深部的灸法。由于用途不同，艾绒里掺入的药物处方各异，又有太乙针灸、雷火针灸等。

（3）温针灸：是针刺与艾灸结合应用的一种治疗方法。是在针刺得气后留针至适当深度，在针柄上装上约 2cm 长的艾条一段，或在针尾处搓捏少许艾绒，点燃施灸。

（4）温灸器灸：是将艾绒放入特制的温灸器内，点燃后施灸的方法。温灸器是一种专门用于施灸的器具，实为熨法的一种。

2. 其他灸法

（1）灯火灸：是用灯心草蘸油点燃后在施术部位焠烫的方法，是民间沿用已久的简便疗法。

（2）天灸：是借助药物对穴位的刺激，使局部皮肤发红充血，甚至起疱，以激发经络、调整气血而防治疾病的一种方法。又分为白芥子灸、蒜泥灸等。

（四）电针法

电针法是将电针仪输出的脉冲电流，通过毫针作用于人体经络穴位，以治疗疾病的一种方法。电针法是在针刺得气的基础上结合电刺激，可以提高治疗效果，而且可以代替人力进行捻针,能比较客观地控制刺激量。

电针治疗仪在使用前必须先把强度调节旋钮调至零位,再将电针仪上每对输出电极分别连接在两根毫针上,然后打开电源开关,选好波型,慢慢调高至所需输出电流量。一般将同一对输出电极连接在身体的同侧,在胸背部的穴位上使用电针时,不可将两个电极跨接在身体的两侧,避免电流回路通过心脏。通电时应注意逐渐加大电流强度,以免给患者造成突然的刺激。

电针选穴的方法除了按经络辨证、脏腑辨证取穴外,通常还可用神经干通过和肌肉神经运动点选穴。

电针的适用范围基本和毫针刺法相同,可广泛用于内、外、妇、儿等各种疾病。并可用于针刺麻醉,临床常用于各种痛证、痹证和心、胃、肠、膀胱、子宫等器官的功能失调,以及癫狂和肌肉、韧带、关节的损伤性疾病等。

(五)头皮针

头皮针又称头针,用毫针或其他方法刺激头部经络腧穴,调节气血运行,疏通经络,以治疗全身疾病的方法。头皮针是以国际通用的头皮针标准线作为刺激部位,其刺激部位的确定是以头上分区、区上定经、经上选穴的原则制定的,针刺采用穴位透刺的方法。

头皮针刺激部位主要有额区、顶区、颞区和枕区。

1. 额区

(1)额中线

部位:属督脉,在额部正中发际内,自发际上5分处即神庭穴起,向下引一直线,长1寸。

主治:神昏、嗜睡、失眠、健忘等神志病,以及头痛、鼻塞、目赤、咽痛等头、鼻、舌、眼、咽喉病。

(2)额旁1线

部位:属足太阳膀胱经,在额中线外侧,直对目内眦,自发际上5分处即眉冲穴向下引一直线,长1寸。

主治:咳嗽、胸痛、心悸怔忡、胸痹心痛、感冒、气喘等肺、心之上焦疾病。

(3)额旁2线

部位:属足少阳胆经,在额旁1线的外侧,直对瞳孔,自发际上5分处即头临泣穴向下引一直线,长1寸。

主治:胃痛、痞满、腹胀、泄泻、胁痛等脾、胃、肝、胆之中焦病。

(4)额旁3线

部位:位于额旁2线的外侧,直对眼外角,自发际上5分处即头维穴内侧0.75寸向下引一直线,长1寸。

主治:遗精、阳痿、癃闭、尿频、遗尿等膀胱之下焦疾病。

2. 顶区

(1)顶中线

部位:属督脉,在头顶部,位于前后正中线上,自百会穴至前顶穴。

主治:瘫痪、麻木、疼痛等腰腿足病症,以及脱肛、阴挺、遗尿、尿频,眩晕、头痛等症。

(2)顶颞前斜线

部位:在头侧面,自头顶到头颞部,自前神聪穴至悬厘穴的连线。该线贯穿督脉、足太阳膀胱经和足少阳胆经。

主治:瘫痪等运动功能障碍。可将该线分五等份,上1/5治疗下肢瘫痪,中2/5治疗上肢瘫痪,下2/5治疗面瘫、运动性失语、流涎等症。

(3)顶颞后斜线

部位:在头侧面,自头顶到头颞部,位于顶颞前斜线后1.5寸,自百会穴至曲鬓穴的连线。该线贯穿督脉、足太阳膀胱经和足少阳胆经。

主治:疼痛、麻木、瘙痒等感觉功能障碍的疾患。可将该线分五等份,上1/5治疗下肢感觉异常,中2/5治疗上肢感觉异常,下2/5治疗头面部感觉异常等症。

(4)顶旁1线

部位:属足太阳膀胱经,位于头顶部,顶中线外侧1.5寸处,自通天穴至络却穴的连线。

主治:下肢瘫痪、麻木、疼痛等腰腿足病症。临床常与顶中线,顶颞前、后斜线上1/5配合应用。

(5)顶旁2线

部位:属足少阳胆经,在头顶部,顶旁1线外侧0.75寸。自正营穴至承灵穴的连线。

主治:上肢瘫痪、麻木、疼痛肩臂手病症。临床常与顶中线,顶颞前、后斜线中2/5配合应用。

3. 颞区

(1)颞前线

部位:属足少阳胆经,在头颞部,自额厌穴至悬厘穴的连线。

主治:偏头痛、运动性失语、周围性面瘫及口腔病等。

(2)颞后线

部位:属足少阳胆经,在头颞部,自率谷至曲鬓穴的连线。

主治:偏头痛、眩晕、耳聋、耳鸣等。

4. 枕区

(1)枕上正中线

部位:属督脉,在头枕部,在枕外粗隆上方正中的垂直线,自强间至脑户穴的连线。

主治:眼病、腰脊痛等。

(2)枕上旁线

部位:属足太阳经,在头枕部,与枕上正中线平行,与之相距0.5寸的直线。

主治:同枕上正中线。

(3)枕下旁线

部位:属足太阳膀胱经,在头枕部,在枕外粗隆下方两侧2寸长的垂直线,即玉枕穴至天柱穴的连线。

主治:小脑疾病引起的平衡障碍,后头痛。

头皮针进针时一般选用28~30号1.5~2寸的毫针,采取坐位或卧位,局部进行常规消毒,用挟持进针法或单手进针法,针体与头皮呈35°~40°左右夹角快速刺入皮下,然后将针体与头皮的角度变为15°,快速将针推入帽状腱膜下。

(六)其他针法

1. 三棱针刺法 三棱针刺法是用三棱针点刺穴位或血络,放出少量血液,或挤出少量液体,或挑断皮下白色纤维组织,以防治疾病的方法。放出适量血液以治疗疾病的方法属刺络法或刺血法,又称放血疗法。

三棱针是由不锈钢制成的，针长约6.5cm，针柄呈圆柱形，针身呈三棱形，尖端三面有刃，针尖锋利，有大号及小号两种。

三棱针的操作方法分为点刺法、散刺法和挑刺法三种。

三棱针法具有开窍醒神、活血化瘀、消肿止痛等作用，其适用范围较为广泛，如中风后意识障碍、扭挫伤、各种痛证、指（趾）麻木等感觉障碍均可应用。

2. 耳针 耳针，是指用短毫针或艾灸及药物敷贴等方法，通过对耳郭穴位的刺激以诊治疾病的一种方法。

耳针以耳穴作为刺激部位。耳穴就是人体内器官、四肢躯干在耳郭上的反应点。耳穴的分布，特别是在耳郭前面，有一定的规律性，其分布犹如一个头部朝下臀部朝上倒置的胎儿。其中与头面相应的穴位分布在对耳屏与耳垂，与上肢相应的穴位分布在耳舟，与躯干和下肢相应的穴位在对耳轮体和对耳轮上、下脚，与腹腔相应的穴位多集中在耳甲艇，与胸腔相应的耳穴分布在耳甲腔，与消化道相应的穴位多在耳轮脚周围，与耳鼻咽喉相应的耳穴多在耳屏四周。

耳针治疗以相应部位取穴、辨证取穴、经验取穴、对症取穴为选穴处方原则。

耳穴的刺激方法较多，应根据患者、病情、穴位、时令等具体情况灵活选用。刺激方法有毫针刺法、压籽法、电针法、埋针法、灸法、刺血法、水针法、磁疗法和按摩法等。

耳穴适应证十分广泛。病程涉及内、外、妇、儿、神经、眼、耳鼻、皮肤各科。其中以痛症效果最佳。对一些变态反应性疾病、功能性疾病等也有较好效果。

3. 皮肤针法 皮肤针法是一种多针浅刺人体体表一定部位（皮部）的治疗方法，是由古代"半刺""浮刺""毛刺"发展而来。运用皮肤针叩刺皮部可激发、调节脏腑经络功能，达到内病外治的目的。

皮肤针的针头呈小锤形，针柄一般长15~19cm，有软柄和硬柄两种类型，一端附有莲蓬状的针盘，针盘下面散嵌着不锈钢短针。根据针的数目多少分别称为梅花针（五支针）、七星针（七支针）、罗汉针（十八支针）。皮肤针的叩刺方法是指针具及皮肤消毒后，针尖对准叩刺部位，运用手腕之力，将针尖迅速垂直叩打在皮肤上，并立即弹起，反复进行。避免斜刺、压刺、慢刺、拖刺。皮肤针的刺激强度根据患者体质、病情、年龄、叩打部位的不同，有弱、中、强三种强度。

皮肤针常用的叩刺部位有循经、穴位、局部叩刺三种。皮肤针适用于临床多种病症，如近视、视神经萎缩、急性扁桃体炎、感冒、咳嗽、慢性肠胃病、便秘、头痛、腰痛、皮神经炎、斑秃、痛经等。

4. 皮内针刺法 皮内针刺法又称"埋针法"，皮内针刺法是以特制的小型针具刺入并固定于穴位皮内或皮下，留置一定的时间，以防治疾病的方法。皮内针具是以不锈钢丝制成，有颗粒型和揿钉型两种。颗粒型皮内针法多用于体穴埋针，揿钉型皮内针适用于面部、耳部的穴位埋针。由于皮内针要在皮内留置较长的时间，选取的穴位应该以不妨碍人体正常的活动为原则。

皮内针法临床常用于慢性顽固性疾病，以及经常发作的疼痛性疾病，如：高血压、神经衰弱、支气管哮喘、胃脘痛、胆绞痛，三叉神经痛、偏头痛、面肌痉挛，关节痛、扭挫伤，月经不调、痛经，遗尿等。

（七）拔罐法

拔罐法是以罐为工具，用燃火、抽气等方法造成罐内负压，使之吸着于施术部位，通过负压、温热等作用治疗疾病的方法。在古代多以兽角作罐具，故称“角法”。拔罐法操作简单，使用安全，适应证广。

常用的罐具有竹罐、陶瓷罐、玻璃罐、积压排气罐、抽气罐和多功能罐等，玻璃罐是目前最常用的罐具。根据罐具的不同特点，吸拔方法也很多，常用的吸拔方法有火吸法、水吸法和抽气吸法。火吸法的吸拔方式包括闪火法、投火法、贴棉法及架火法，其中闪火法不受体位限制，吸附力大，为临床常用。水吸法是利用水热排出罐内空气的方法。主要有水煮法、蒸气罐两种方法。

根据病变部位和病情的性质，在临床上可运用单罐法、多罐法、闪罐法、留罐法、走罐法、药罐法、针罐法及刺血拔罐法等方法。

（八）针灸异常情况的预防和处理

针刺异常情况主要表现在晕针、滞针、弯针、断针、血肿、创伤性气胸、刺伤内脏、刺伤脑脊髓八方面。

1. **晕针** 指在针刺过程中患者发生的晕厥现象。对于晕针患者应立即停止针刺，将针全部起出。使患者平卧，注意保暖，轻者仰卧片刻，给饮温开水或糖水；重者可考虑配合其他治疗或采用急救措施。

2. **滞针** 指在行针时或留针后医者感觉针下涩滞，捻转、提插、出针均感困难而患者则感觉剧痛的现象。对于滞针患者应于滞针腧穴附近进行循按或叩弹针柄，或在附近再刺一针。若行针不当，或单向捻针而致者，可向相反方向将针捻回，并用刮柄、弹柄法，使缠绕的肌纤维回释，即可消除滞针。

3. **弯针** 指进针时或将针刺入腧穴后，针身在体内形成弯曲的现象。若弯曲角度过大时，应顺着弯曲方向将针起出。

4. **断针** 又称折针，是指针体折断在人体内。若能术前做好针具的检修和施术时加以应有的注意，是可以避免的。嘱患者切勿更动原有体位，以防断针向肌肉深部陷入。若残端部分针身显露于体外时，可用手指或镊子将针起出。若断针完全深入皮下或肌肉深层时，应在X线下定位，手术取出。

5. **血肿** 指针刺部位出现皮下出血而引起的肿痛。若微量的皮下出血造成局部小块青紫时，一般不必处理，可自行消退。若局部肿胀疼痛较剧，青紫面积大且影响到功能活动时，可先做冷敷止血，再做热敷或在局部轻轻揉按，以促使局部瘀血消散吸收。

6. **创伤性气胸** 指针刺时刺伤肺脏，使空气进入胸腔，而导致气胸。一旦发生气胸，应立即起针。同时医者要密切观察，随时对症处理。

7. **刺伤内脏** 损伤轻的患者卧床休息一段时间后，一般能自愈。如损伤较重，或继续有出血倾向者，应密切观察病情变化，注意生命体征，同时加用止血药，或局部做冷敷止血处理。若出现休克，则必须立即进行输血等急救处理。

8. **刺伤脑脊髓** 轻者安静休息一段时间后，可自行恢复。重者则应及时进行抢救。

三、习题

（一）选择题

【A1 型题】

1. 毫针分为（　　）。
   A. 针尖、针身、针根、针柄、针尾　　B. 针尖、针把、针根、针柄、针尾

C. 针头、针身、针根、针柄、针尾　　D. 针尖、针身、针根、针柄、针脚
E. 针尖、针身、针体连接、针柄、针尾

2. 临床最常用的毫针规格为(　　)。
A. 长 40~75mm(1.5~3 寸)、粗细 0.32~0.38mm(28~30 号)
B. 长 25~75mm(1~3 寸)、粗细 0.30~0.40mm(26~30 号)
C. 长 25~50mm(1~2 寸)、粗细 0.32~0.38mm(28~30 号)
D. 长 25~75mm(1~3 寸)、粗细 0.32~0.38mm(28~30 号)
E. 长 25~75mm(1~3 寸)、粗细 0.25~0.45mm(24~32 号)

3. 临床常用毫针的规格,**错误**的是(　　)。
A. 1 寸=25mm　　B. 1.5 寸=40mm　　C. 3 寸=75mm
D. 28 号=0.35mm　　E. 26 号=0.30mm

4. 下列关于押手的说法,**错误**的是(　　)。
A. 按压在穴位旁或辅助进针的手　　B. 押手即指左手
C. 固定穴位皮肤,使毫针能准确刺入穴位　　D. 使毫针有所依靠,不致摇晃、弯曲
E. 辅助刺手控制针感

5. **不属于**双手进针法的是(　　)。
A. 弹指进针法　　B. 夹持进针法　　C. 指切进针法
D. 舒张进针法　　E. 提捏进针法

6. 适用于皮肉松软部位的毫针进针法是(　　)。
A. 指切进针法　　B. 夹持进针法　　C. 指切进针法
D. 舒张进针法　　E. 提捏进针法

7. **不属于**辅助行针手法的是(　　)。
A. 弹法　　B. 刮法　　C. 飞法
D. 捻转法　　E. 循法

8. 气至病所指(　　)。
A. 医者施针于疾病所在的部位
B. 使针刺感应达到疾病所属的脏腑
C. 通过一定的手法,使针刺感应向着病所方向扩延和传布的现象
D. 通过一定的手法,使针尖向着病所方向扩延和传布的现象
E. 医者施针时运功使针刺感应向着病所方向扩延和传布的现象

9. 下列**不属于**辅助手法的是(　　)。
A. 循法　　B. 刮法　　C. 弹法
D. 烧山火　　E. 飞法

10. 迎随补泻法中的补法是(　　)。
A. 针尖逆着经脉,逆经而刺　　B. 针尖垂直经脉,顺经而刺
C. 针尖顺着经脉,逆经而刺　　D. 针尖逆着经脉,顺经而刺
E. 针尖顺着经脉,顺经而刺

11. 徐疾补泻法中的泻法是(　　)。
A. 进快出慢　　B. 进慢出快
C. 进慢出慢　　D. 进快出快

E. 进则先慢后快,出则先快后慢

12. 提插补泻法中的泻法是( )。
A. 重插轻提,幅度小,频率快,时间短
B. 重提轻插,幅度小,频率快,时间短
C. 重提轻插,幅度大,频率快,时间长
D. 重插轻提,幅度大,频率慢,时间长
E. 重插轻提,幅度小,频率慢,时间短

13. 呼吸补泻法中的泻法是( )。
A. 呼气时提插,吸气时捻转
B. 呼气时捻转,吸气时提插
C. 吸气时进针,呼气时出针
D. 吸气时出针,呼气时进针
E. 呼气时提插,吸气时进针

14. 捻转补泻法中的补法是( )。
A. 捻转角度大,频率慢,用力轻
B. 捻转角度小,频率快,用力重
C. 捻转角度大,频率快,用力重
D. 捻转角度小,频率慢,用力轻
E. 捻转角度小,频率慢,用力重

15. 开阖补泻法中的泻法为( )。
A. 出针时摇大针孔
B. 出针后揉按针孔
C. 出针后拍打针孔
D. 出针时揉按针孔周围
E. 出针后压迫针孔

16. 平补平泻法是( )。
A. 既有补的成分,也有泻的成分
B. 比较平和的补泻方法
C. 以补为主兼有泻法
D. 以泻为主兼有补法
E. 进针得气后,均匀地提插捻转

17. 正确的行针辅助手法是( )。
A. 提插法、捻转法、震颤法
B. 提插法、捻转法、弹针法
C. 刮柄法、弹针法、提插法
D. 搓柄法、摇柄法、刮柄法
E. 捻转法、震颤法、循法

18. 下列穴位可采用俯伏坐位的是( )。
A. 风池、风府、曲池、血海
B. 百会、天柱、足三里、太冲
C. 廉泉、合谷、照海、太溪
D. 百会、风池、风府、承山
E. 印堂、百会、委中、听会

19. 提插补泻法中的补法是( )。
A. 重插轻提,幅度小,频率快
B. 重提轻插,幅度小,频率慢
C. 重插轻提,下插时用力大、速度快,上提时用力小、速度慢
D. 重提轻插,幅度小,频率快
E. 重插轻提,幅度小,频率慢

20. 呼吸补泻法中的补法是( )。
A. 呼气时提插,吸气时捻转
B. 呼气时捻转,吸气时提插
C. 吸气时进针,呼气时出针
D. 呼气时进针,吸气时出针
E. 呼气时提插,吸气时进针

21. 捻转补泻法中的泻法为( )。
A. 捻转角度大,频率慢,用力轻
B. 捻转角度小,频率快,用力重

C. 捻转角度大,频率快,用力重　　D. 捻转角度小,频率慢,用力轻
E. 捻转角度小,频率慢,用力重

22. 下述选项中,**不宜**增加留针时间的是(　　)。
A. 急性病　　B. 顽固性疾病　　C. 疼痛性疾病
D. 痉挛性疾病　　E. 慢性病

23. 明确提出"烧山火"名称和操作方法的中医古籍是(　　)。
A.《素问》　　B.《金针赋》　　C.《针灸甲乙经》
D.《针经指南》　　E.《黄帝内经》

24. **不可以**用"透天凉"方法治疗的是(　　)。
A. 中风脱证　　B. 癫狂　　C. 痈肿
D. 高热　　E. 热痹

25. 应用"烧山火"方法的腧穴多位于(　　)。
A. 四肢末梢或肌肉浅薄处　　B. 有重要脏器、血管、肌腱的部位
C. 头部　　D. 肌肉丰厚处
E. 头面五官附近

26. 属于"透天凉"注意事项的是(　　)。
A. 多用于肌肉丰厚处的穴位　　B. 多用于四肢末梢或肌肉浅薄处
C. 有重要脏器的腧穴　　D. 有重要血管的腧穴
E. 有原穴的部位

27. 可用"透天凉"手法治疗的疾病为(　　)。
A. 寒湿痹证　　B. 阳痿　　C. 癫狂
D. 内脏下垂　　E. 中风脱证

28. 下列情况适于用强刺激手法治疗的是(　　)。
A. 初次针灸　　B. 急性疼痛　　C. 妇女妊娠
D. 久病体虚　　E. 年老体弱

29. 可使机体产生较强兴奋性的针刺手法是(　　)。
A. 弱刺激、短时间、频率小、速度慢　　B. 弱刺激、长时间、频率小、速度慢
C. 强刺激、长时间、频率大、速度快　　D. 强刺激、长时间、频率小、速度快
E. 强刺激、短时间、频率大、速度快

30. 下列选项中,**不属于**灸法的治疗作用的是(　　)。
A. 温经活血　　B. 疏风散寒　　C. 开窍泻热
D. 消毒散结　　E. 回阳固脱

31. 属于直接灸的灸法是(　　)。
A. 瘢痕灸　　B. 蒜泥灸　　C. 隔姜灸
D. 隔盐灸　　E. 温灸器灸

32. 隔蒜灸多用于治疗(　　)。
A. 阳痿早泄　　B. 呕吐腹痛　　C. 未溃疮疡
D. 腹痛泄泻　　E. 疮疡久溃

33. 悬起灸分为(　　)。
A. 太乙神针、雀啄灸、回旋灸　　B. 温和灸、化脓灸、回旋灸

C. 隔盐灸灸、雀啄灸、回旋灸　　D. 温和灸、雀啄灸、回旋灸
E. 雀啄灸、温针灸、回旋灸

34. 瘢痕灸多用治疗(　　)。
A. 哮喘肺痨　　B. 虚寒病证　　C. 风湿痹痛
D. 阳痿早泄　　E. 疮疡久溃不敛

35. 有关瘢痕灸,叙述**不正确**的是(　　)。
A. 选用大小适宜的艾炷
B. 常用于治疗哮喘、肺痨等慢性病
C. 每壮艾炷不必燃尽,燃剩 1/4 时应易炷再灸
D. 灸后一周左右,施灸部位化脓形成灸疮
E. 施灸前先在所灸腧穴部位涂以少量大蒜汁

36. 有关灸法的注意事项,叙述**不正确**的是(　　)。
A. 先灸上部,后灸下部　　B. 先灸阴部,后灸阳部
C. 壮数应先少后多　　D. 艾炷应先小后大
E. 施灸也应注意补泻的操作方法

37. 下列选项中,施灸的禁忌证是(　　)。
A. 泄泻　　B. 脱肛　　C. 瘿瘤
D. 乳痈初起　　E. 阴虚发热证

38. 肾阳虚证多选用(　　)。
A. 温和灸　　B. 回旋灸　　C. 雀啄灸
D. 隔姜灸　　E. 隔附子饼灸

39. 额中线主治(　　)。
A. 神昏,嗜睡,失眠,健忘　　B. 神昏,耳鸣,咽痛,鼻塞
C. 神昏,失眠,便秘,嗜睡　　D. 咽痛,鼻塞,头痛,小便不利
E. 咽痛,鼻塞,神昏,失明

40. 额旁 2 线的主治病症是(　　)。
A. 神昏、嗜睡、失眠　　B. 胃痛、痞满、泄泻
C. 咳嗽、胸痛、感冒　　D. 遗精、阳痿、癃闭
E. 瘫痪、麻木、疼痛

41. 治疗瘫痪等运动功能障碍以及面瘫、运动性失语的头穴线是(　　)。
A. 顶中线　　B. 顶旁 1 线　　C. 顶旁 2 线
D. 顶颞前斜线　　E. 顶颞后斜线

42. 治疗下肢运动异常,应选择的头穴线是(　　)。
A. 顶颞前斜线上 1/5　　B. 顶颞前斜线中 2/5　　C. 顶颞后斜线上 1/5
D. 顶颞后斜线中 2/5　　E. 顶颞后斜线后 2/5

43. 治疗眼病头穴线是(　　)。
A. 颞前线　　B. 颞后线　　C. 枕上正中线
D. 额中线　　E. 顶旁一线

44. 行头皮针疗法刺入时,针体与头皮的角度应为(　　)。
A. 15°　　B. 20°　　C. 25°

D. 30°　　E. 35°

45. 头针的针刺手法，捻转速度要求每分钟达到(　　)。

A. 50 次左右　　B. 100 次左右　　C. 150 次左右

D. 200 次左右　　E. 300 次左右

46. 下列选项中，**不可用**头针疗法治疗的是(　　)。

A. 中枢神经系统疾病　　B. 精神疾病

C. 疼痛和感觉异常　　D. 皮层内脏功能失调所致疾病

E. 器质性心脏病

47. 在生理病理学方面，与耳穴关系密切的脏腑是(　　)。

A. 肺、心、脾、肝　　B. 肺、心、脾、肾　　C. 肺、脾、肝、肾

D. 心、肝、肾、膀胱　　E. 脾、肝、肾、小肠

48. 在解剖结构上，对耳屏是指(　　)。

A. 耳郭边缘向前卷曲的部分

B. 耳垂上部，对耳轮下方与耳屏相对的隆起部

C. 耳轮前下移行于耳垂的部分

D. 在耳轮内侧，与耳轮相对的隆起部

E. 分别指对耳轮上端分叉的上支和下支

49. 在解剖结构上，三角窝是指(　　)。

A. 对耳轮上、下脚构成的三角形凹窝　　B. 耳轮与对耳轮之间的凹沟

C. 耳屏上缘与耳轮脚之间的凹陷　　D. 对耳轮与对耳屏之间的凹陷

E. 耳轮脚以上的耳腔部分

50. 耳穴的分布规律，**不正确**的是(　　)。

A. 与头面相应的穴位在耳垂

B. 与内脏相应的穴位集中在耳甲

C. 与上肢相应的穴位在耳舟

D. 与头面五官相应的穴位在耳屏

E. 与躯干和下肢相应的穴位在对耳轮体部和对耳轮上、下角

51. 耳部直肠穴位于(　　)。

A. 在三角窝前上 1/3 的上部　　B. 在三角窝后 1/3 的上部

C. 耳轮棘前上方的耳轮处　　D. 在耳轮上，与对耳轮下脚上缘相平处

E. 在平耳轮结节突起处的耳舟部

52. 耳穴降压沟位于(　　)。

A. 耳背中央部

B. 耳背中外部

C. 耳背下部

D. 耳背与乳突交界的根部

E. 对耳轮上、下脚及对耳轮主干在耳背面呈“Y”形的凹沟部

53. 耳部的止痛要穴是(　　)。

A. 耳尖　　B. 神门　　C. 内分泌

D. 皮质下　　E. 脑点

54. 位于对耳屏内侧面的耳穴是(　　)。
A. 屏尖　B. 屏间前　C. 肾上腺
D. 下屏　E. 皮质下

55. 位于对耳轮下脚的末端与耳轮内缘交界处的耳穴是(　　)。
A. 肝　B. 脾　C. 交感
D. 肾上腺　E. 皮质下

56. 位于屏间切迹内,耳甲腔的前下部,即耳甲 18 区的耳穴是(　　)。
A. 肺　B. 三焦　C. 皮质下
D. 内分泌　E. 气管

57. 位于耳垂正面中央部,即耳垂 5 区的耳穴是(　　)。
A. 舌　B. 颌　C. 牙
D. 眼　E. 内耳

58. 耳穴风溪主治(　　)。
A. 肩关节周围炎　B. 自主神经功能紊乱
C. 荨麻疹、过敏性鼻炎、哮喘　D. 高血压
E. 炎症、痛症

59. 治疗高血压,**不应选择**的耳穴是(　　)。
A. 心　B. 肾上腺　C. 降压沟
D. 神门　E. 脾

60. 下列选项中,**不属于**耳穴的选穴原则是(　　)
A. 按相应部位选穴　B. 按脏腑辨证选穴
C. 按经络辨证选穴　D. 按标本根结理论选穴
E. 按西医学理论选穴

61. 下列选项中,**不属于**耳针的刺激方法是(　　)
A. 毫针法　B. 刺血法　C. 水针法
D. 透刺法　E. 压籽法

62. 三棱针刺法的作用**不包括**(　　)。
A. 醒神开窍　B. 泻火解毒　C. 活血化瘀
D. 消肿止痛　E. 开瘀散结

63. 下列关于挑刺法叙述**不恰当**的是(　　)。
A. 操作完后使用无菌敷料覆盖创口并以胶布固定
B. 由外向内呈环行向中心点刺 10~20 针
C. 局部消毒后,押手捏起施术部位皮肤
D. 挑破皮肤 0.2~0.3cm
E. 用三棱针挑断腧穴或疾病阳性反应点处的皮肤或皮下纤维组织

64. 下列穴位中,可应用三棱针点刺法的是(　　)。
A. 十宣穴　B. 内关穴　C. 天府穴
D. 阳池穴　E. 环跳穴

65. 皮肤针古代称为(　　)。
A. "半刺""扬刺""毛刺"　B. "半刺""缪刺""毛刺"

C. “豹纹刺”“浮刺”“毛刺” D. “半刺”“浮刺”“毛刺”
E. “半刺”“散刺”“毛刺”

66. 有关皮肤针法的叙述，不正确的是（　　）。
A. 叩刺部位一般分为循经叩刺、穴位叩刺、局部叩刺
B. 循经叩刺常取四肢末端部位腧穴
C. 穴位叩刺常取华佗夹脊穴、阿是穴等
D. 局部叩刺多用于局部瘀肿疼痛及顽癣等
E. 刺激的强度要根据刺激的部位而定

67. 皮内针留针时间最长不宜超过（　　）。
A. 半日 B. 1 天 C. 3 天
D. 7 天 E. 半月

68. 下列选项中，不属于皮内针注意事项的是（　　）。
A. 关节附近不宜埋针，因活动时会疼痛。胸腹部因可随呼吸活动，亦不宜埋针
B. 针后，如患者感觉疼痛或妨碍肢体活动时，应将针取出，选择合适腧穴重埋
C. 慢性顽固性疾病，以及反复发作的疼痛不宜使用
D. 溃疡、炎症、不明原因导致的肿块处，禁忌埋针
E. 埋针期间，针处不可着水，以防感染

69. 电针取穴应选用（　　）。
A. 身体左右两侧腧穴组成 1 对，选 1~3 对穴位为宜
B. 身体左右两侧腧穴组成 1 对，选 5~6 对穴位为宜
C. 身体同侧腧穴组成 1 对，选 1~3 对穴位为宜
D. 身体同侧腧穴组成 1 对，选 5~6 对穴位为宜
E. 根据病情选择腧穴，不拘左右，穴数不限

70. 具有镇静、止痛、缓解肌肉痉挛等作用的电针波形是（　　）。
A. 疏波 B. 密波 C. 疏密波
D. 断续波 E. 锯齿波

71. 治疗痿证、瘫痪宜选用的电针波形是（　　）。
A. 疏密波 B. 断续波 C. 锯齿波
D. 密波 E. 疏波

72. 下列选项中，不属于使用电针的注意事项是（　　）。
A. 治疗完毕，先把电位器调到“0”，再关闭电源
B. 调节电流时，不可突然增强
C. 应将一组电针接于身体两侧
D. 年老、体弱及过劳者，不宜电针
E. 延髓、脊髓部位使用电针时，电流量宜小

73. 关于穴位注射的叙述，不正确的是（　　）。
A. 选穴宜少而精，以 1~2 个腧穴为宜
B. 一般选取肌肉比较丰满的部位进行穴位注射
C. 治疗神经系统疾病，应直接注射在神经干上
D. 注射剂量要根据不同的疾病、部位而定

E. 适用范围广泛，多用于治疗痿证、痹症、腰腿痛等

74. 百会、涌泉治神志病属于配穴法中的（　　）。

A. 近部配穴　　B. 远部配穴　　C. 上下配穴

D. 三部配穴　　E. 前后配穴

75. 下列属表里配穴的是（　　）。

A. 合谷、偏历　　B. 孔最、列缺　　C. 太冲、阳陵泉

D. 合谷、太冲　　E. 太溪、太冲

76. 根据循经取穴原则的治法为（　　）。

A. 合谷治面瘫　　B. 曲池退热　　C. 后溪治腰扭伤

D. 劳宫治手心热　　E. 头维治偏正头痛

77. 下列选项中，**不属于**灸法的量学要素的是（　　）。

A. 艾炷的大小和壮数　　B. 艾条施灸的距离　　C. 施灸时间的长短

D. 施灸部位　　E. 艾的质量

78. 下列**不属于**辨证选穴的是（　　）。

A. 胃痛取足三里　　B. 多梦选神门　　C. 近视取睛明

D. 腰背痛选委中　　E. 鼻病取列缺

79. 下列古代针灸文献关于针灸处方原则和取穴规律的记载，**不正确**的描述是（　　）。

A. 病在上者取之下　　B. 病在左者取之左

C. 病在胸腹者取四肢　　D. 病在局部者取阿是穴

E. 病在左者取之右

【X 型题】

1. 针灸疗法包括（　　）。

A. 头针　　B. 电针　　C. 耳针

D. 水针　　E. 毫针

2. 毫针的基本结构包括（　　）

A. 针柄　　B. 针身　　C. 针尖

D. 针根　　E. 针尾

3. 穴位的选择包括（　　）。

A. 近部选穴　　B. 内外选穴　　C. 上下选穴

D. 远部选穴　　E. 辨证选穴

4. 持针姿势包括（　　）。

A. 两指持针法　　B. 三指持针法　　C. 四指持针法

D. 双手持针法　　E. 以上都是

5. 下列属局部取穴的是（　　）。

A. 升压取素髎　　B. 头痛取百会　　C. 近视取四白

D. 便秘取天枢　　E. 腰扭伤取后溪

6. 针刺百会穴常用体位为（　　）。

A. 仰卧位　　B. 俯伏位　　C. 侧伏坐位

D. 仰靠坐位　　E. 俯卧位

7. 临床常用的针刺体位包括（　　）。

A. 仰卧位　B. 俯卧位　C. 侧卧位
D. 仰靠坐位　E. 俯伏坐位

8. 针刺前的消毒都包括(　　)。
A. 针具器械的消毒　B. 医生手的消毒　C. 施术部位的消毒
D. 治疗室用具的消毒　E. 患者衣物的消毒

9. 针具器械的消毒包括(　　)。
A. 高压蒸气消毒　B. 酒精擦拭　C. 药液浸泡消毒
D. 煮沸消毒　E. 日光照射

10. 针刺角度包括(　　)。
A. 直刺　B. 斜刺　C. 横刺
D. 平次　E. 以上都是

11. 定穴时确定腧穴的位置主要是根据(　　)。
A. 骨度分寸　B. 医者的经验　C. 自然标志
D. 医生指下的感觉　E. 患者的痛点

12. 临床常用的持针姿势包括(　　)。
A. 二指持针法　B. 三指持针法　C. 四指持针法
D. 五指持针法　E. 双手持针法

13. 双手进针法包括(　　)。
A. 指切进针法　B. 夹持进针法　C. 套管进针法
D. 舒张进针法　E. 提捏进针法

14. 以下进针方法中,适合短针进针的是(　　)。
A. 指切进针法　B. 夹持进针法　C. 单手进针法
D. 弹入速刺法　E. 提捏进针法

15. 以下属于辅助手法的是(　　)。
A. 飞法　B. 捻转法　C. 提插法
D. 刮柄法　E. 摇柄法

16. 下列关于得气的说法中,正确的是(　　)。
A. 患者有酸、麻、胀、重等感觉
B. 医生指下由轻松虚滑慢慢转变为沉紧
C. 医生感到患者肌肉跳跃、抽动
D. 有时可观察到针刺局部皮肤或沿经络循行部位出现出汗、红晕等现象
E. 得气是判断患者经气盛衰、取穴准确及疾病预后、针治效应的依据

17. 临床上常影响得气的因素有(　　)。
A. 医者取穴不准　B. 操作手法不当　C. 针具选取不当
D. 针刺深浅失宜　E. 以上都是

18. 可使机体产生较强抑制效应的针刺手法是(　　)。
A. 强刺激　B. 长时间　C. 频率大
D. 速度慢　E. 速度快

19. 影响得气的因素包括(　　)。
A. 取穴不准　B. 浅深失宜　C. 手法失熟

D. 用心失专 E. 辨证失当

20. 下列属于行气法的是(　　)。

A. 青龙摆尾 B. 苍龟探穴 C. 白虎摇头

D. 赤凤迎源 E. 辨证失当

21. 针刺补泻的决定因素包括(　　)。

A. 机体所处的功能状态 B. 针刺的时机 C. 腧穴主治功能的特异性

D. 针刺手法 E. 针刺的深浅

22. 临床常用的守气法包括(　　)。

A. 搜气法 B. 循摄法 C. 推弩法

D. 搬垫法 E. 弹震法

23. 针刺补泻手法中的基本补泻法是指(　　)。

A. 捻转补泻 B. 徐疾补泻 C. 迎随补泻

D. 提插补泻 E. 平补平泻

24. 关于热补法的叙述,正确的是(　　)。

A. 适用于虚寒证

B. 左手示指或拇指紧按针穴,右手将针刺入,候其气至

C. 左手加重压力,右手拇指向前连续捻转 3~5 次,待针下沉紧,针尖顶着有感应的部位,连续重插轻提 3~5 次

D. 拇指再向前连续捻按 3~5 次,针尖顶着产生感觉的部位守气,使针下继续沉紧,产生热感

E. 留针后,缓慢将针拔出,急扪穴孔

25. 目前临床应用最多的复式补泻手法是(　　)。

A. 烧山火 B. 苍龟探穴 C. 透天凉

D. 青龙摆尾 E. 白虎摇头

26. 决定针刺深浅的主要依据是(　　)。

A. 辨病情 B. 别寒热 C. 观年龄

D. 察行气 E. 识部位

27. 以下病症中,主要用“透天凉”来治疗的是(　　)。

A. 实热火邪 B. 痰热内盛所致的中风闭证

C. 热痹 D. 丹毒

E. 咽喉肿痛

28. 轻刺激手法多应用于(　　)。

A. 体质虚弱者 B. 急性疼痛 C. 初诊

D. 重要脏器所在处 E. 大多数人

29. 悬起灸包括

A. 温和灸 B. 雀啄灸 C. 回旋灸

D. 直接灸 E. 以上都是

30. 额旁 1 线可治疗的疾病包括(　　)。

A. 咳嗽 B. 失眠 C. 胸痛

D. 心悸 E. 感冒

31. 优质艾绒应具备的条件是(　　)。
A. 无杂质　B. 干燥　C. 柔软易团聚
D. 贮存久　E. 火力强暴

32. 瘢痕灸的治疗范围包括(　　)。
A. 哮喘　B. 发育障碍　C. 体质虚弱
D. 慢性胃肠炎　E. 疮疡久溃不敛

33. 组成"烧山火""透天凉"的单式补泻手法包括(　　)。
A. 呼吸补泻法　B. 迎随补泻法　C. 开阖补泻法
D. 徐疾补泻法　E. 提插补泻法

34. 隔姜灸可用于治疗(　　)。
A. 感冒　B. 呕吐　C. 腹痛
D. 低热　E. 泄泻

35. 隔蒜灸可用于治疗(　　)。
A. 风湿痹痛　B. 肺痨　C. 腹中积块
D. 未溃疮疖　E. 毒虫咬伤

36. 瘢痕灸灸疮形成后,正常的无菌性脓液为(　　)。
A. 脓液黏稠　B. 呈黄绿色　C. 脓液稀薄
D. 色淡　E. 味奇臭

37. 枕上正中线可主治(　　)。
A. 颈项强痛　B. 腰脊强痛　C. 瘙痒
D. 眼病　E. 流涎

38. 颞后线主治(　　)。
A. 偏头痛　B. 眩晕　C. 运动性失语
D. 耳聋、耳鸣　E. 周围性面瘫

39. 头皮针操作手法要求(　　)。
A. 针体与头皮呈 15°角刺入　B. 将针刺入帽状腱膜下
C. 避开毛囊、瘢痕处　D. 行针时要求每分钟捻转 200 转左右
E. 可采用长时间留针

40. 下列部位中,不宜施灸的是(　　)。
A. 胸部　B. 腹部　C. 乳头
D. 阴部　E. 睾丸

41. 头针治疗时的注意事项包括(　　)。
A. 囟门未闭的婴儿不宜针刺　B. 孕妇不宜行头针
C. 头颅手术部位及创伤处不宜行针　D. 头部的发囊、瘢痕处不影响针刺
E. 要保证针体刺入帽状腱膜下

42. 下列经络中,与耳关系密切的有(　　)。
A. 手太阳经　B. 手少阳经　C. 足少阳经
D. 手阳明经　E. 足厥阴经

43. 下列穴位中,位于耳轮的有(　　)。
A. 耳中　B. 耳尖　C. 肩

D. 肾上腺　　E. 外生殖器

44. 位于三角窝内的穴位有(　　)。
A. 交感　　B. 神门　　C. 内生殖器
D. 盆腔　　E. 心

45. 耳穴中肾上腺穴主治(　　)。
A. 低血压　　B. 高血压　　C. 哮喘
D. 麦粒肿　　E. 休克

46. 耳穴交感主治(　　)。
A. 心绞痛　　B. 胃肠痉挛　　C. 落枕
D. 输尿管结石　　E. 自主神经功能紊乱

47. 耳穴神门主治(　　)。
A. 咽炎　　B. 失眠　　C. 烦躁
D. 痛症　　E. 戒断综合征

48. 耳穴肾上腺主治(　　)。
A. 肾盂肾炎　　B. 低血压　　C. 感冒
D. 晕厥　　E. 气喘

49. 耳穴皮质下主治(　　)
A. 神经衰弱　　B. 高血压　　C. 假性近视
D. 腹泻　　E. 痛症

50. 位于对耳轮的穴位有(　　)。
A. 踝　　B. 坐骨神经　　C. 交感
D. 胸　　E. 内生殖器

51. 位于耳甲的穴位有(　　)。
A. 心　　B. 胃　　C. 肾
D. 牙　　E. 三焦

52. 耳垂部的穴位有(　　)。
A. 肺　　B. 内分泌　　C. 牙
D. 眼　　E. 面颊

53. 可作为耳穴压丸法使用的材料是(　　)。
A. 小米　　B. 绿豆　　C. 王不留行
D. 小石子　　E. 碎玻璃

54. 耳针疗法可用于治疗(　　)。
A. 各种疼痛性疾病　　B. 多种炎症性疾病　　C. 过敏与变态反应性疾病
D. 功能紊乱性疾病　　E. 戒烟,减肥等

55. 取耳穴治疗痛经可选用(　　)。
A. 神门　　B. 肾上腺　　C. 卵巢
D. 内分泌　　E. 肾

56. 取耳穴治疗胃痛可选用(　　)。
A. 内分泌　　B. 胃　　C. 小肠
D. 肝　　E. 脾

57. 腰痛可选耳穴(　　)。

A. 腰椎　B. 肾　C. 肾上腺
D. 直肠　E. 膀胱

58. 用治高血压病的耳穴有(　　)。

A. 心　B. 肾上腺　C. 肝
D. 肾　E. 皮层下区

59. 使用耳针时的注意事项为(　　)。

A. 不需严格消毒
B. 孕妇慎用
C. 耳郭有感染及破溃者忌用
D. 空腹及疲劳者应注意预防晕针
E. 针后如针眼发红疼痛,应注意消毒并口服抗生素

60. 三棱针的针刺方法包括(　　)。

A. 点刺法　B. 散刺法　C. 巨刺法
D. 刺络法　E. 挑刺法

61. 适用于三棱针针法的病证有(　　)

A. 实证　B. 热证　C. 痛证
D. 汗证　E. 瘀血

62. 三棱针操作时应注意(　　)。

A. 做好必要的解释工作
B. 无菌操作,防止感染
C. 手法宜轻、稳、准、快,不可用力过猛,防止刺入过深,创伤过大,损害其他组织
D. 注意患者体位要舒适,谨防晕针
E. 皮肤有溃疡、感染、瘢痕、肿瘤处不宜使用

63. 三棱针的治疗作用包括(　　)。

A. 活血消肿　B. 安神定惊　C. 通窍泻热
D. 通络止痛　E. 补气活血

64. 下列疾病中,可用三棱针刺络法治疗的是(　　)。

A. 痈　B. 中暑　C. 发热
D. 急性腰扭伤　E. 急性胸痹心痛

65. 皮肤针的叩刺部位可以分为(　　)。

A. 循经叩刺　B. 穴位叩刺　C. 局部叩刺
D. 全身遍刺　E. 足底叩刺

66. 皮肤针操作时应注意(　　)。

A. 施术前应检查针具,避免针尖有钩曲、不齐或缺损
B. 操作时针尖须垂直上下,用力均匀,避免斜刺或钩挑
C. 针刺前必须消毒
D. 局部皮肤如有创伤、溃疡、瘢痕形成,急性传染病和急腹症等,不宜使用本法治疗
E. 若手法重而出血者,应进行清洁和消毒,注意防止感染

67. 皮肤针重刺适用于(　　)。

A. 压痛点　B. 头面部　C. 背部、臀部
D. 年轻体壮者　E. 实证、新病者

68. 不宜埋皮内针的人体部位有(　　)。
A. 颈部　B. 胸腹部　C. 耳内
D. 面部　E. 关节附近

69. 皮内针可用于治疗(　　)。
A. 慢性顽固性疾病　B. 经常发作的疼痛性疾病　C. 气虚血弱证
D. 不明肿物　E. 各种病证

70. 坐骨神经痛的患者,用电针治疗时,可选择的最佳穴位为(　　)。
A. 腰 2~3 夹脊　B. 环跳　C. 殷门
D. 白环俞　E. 风市

71. 桡神经损伤时,可将电针接放在(　　)。
A. 曲泽　B. 曲池　C. 小海
D. 手三里　E. 内关

72. 下列疾病中,可用疏密波治疗的是(　　)。
A. 扭挫伤　B. 关节周围炎　C. 坐骨神经痛
D. 面瘫　E. 肌无力

73. 穴位注射治疗胃下垂,宜选取的药物为(　　)。
A. 鱼腥草注射液　B. 丹参注射液　C. 黄芪注射液
D. 人参注射液　E. 维生素 B12

74. 下列部位中,不宜进行穴位注射的是(　　)。
A. 耳部　B. 血管　C. 关节腔
D. 胸背部　E. 脊髓腔

75. 穴位注射治疗头痛,宜选取下列穴位中的(　　)。
A. 头维　B. 劳宫　C. 百会
D. 神庭　E. 血海

(二)名词解释

1. 针灸疗法
2. 押手
3. 夹持进针法
4. 单手进针法
5. 运针
6. 循法
7. 气至病所
8. 留针
9. 头皮针
10. 皮肤针法
11. 闪罐法
12. 晕针
13. 滞针

14. 灸法
15. 天灸
16. 轻刮法
17. 近部选穴
18. 治病求本
19. 配穴方法
20. 三棱针刺法

（三）简答题

1. 简述针灸疗法的治疗作用。
2. 简述针灸疗法在康复医学中的应用。
3. 简述毫针针刺前体位选择的重要性及临床常用的体位。
4. 简述针刺得气的意义。
5. 简述双手进针法。
6. 简述烧山火操作步骤。
7. 简述头皮针的顶颞前斜线、顶颞后斜线的定位及主治。
8. 简述晕针的预防。
9. 简述灸法的适应证。
10. 简述拔罐时的禁忌证。
11. 简述针灸临床的选穴原则。
12. 简述针灸临床常用配穴方法。

（四）论述题

1. 试述耳穴的分布原则。
2. 试述头针的适应范围。

四、参考答案

（一）选择题

【A1 型题】

1. A	2. D	3. D	4. B	5. A	6. D	7. D	8. C	9. D	10. E
11. A	12. C	13. C	14. D	15. A	16. E	17. D	18. A	19. C	20. D
21. C	22. A	23. B	24. A	25. D	26. A	27. C	28. B	29. E	30. C
31. A	32. C	33. D	34. A	35. C	36. B	37. E	38. E	39. A	40. B
41. D	42. A	43. C	44. A	45. D	46. E	47. C	48. B	49. A	50. D
51. C	52. E	53. B	54. E	55. C	56. D	57. D	58. C	59. B	60. D
61. D	62. E	63. B	64. A	65. D	66. B	67. D	68. C	69. C	70. B
71. B	72. C	73. C	74. C	75. C	76. A	77. E	78. C	79. B	

【X 型题】

1. ABCDE	2. ABCDE	3. ADE	4. ABCDE	5. BC	6. ABCDE
7. ABCDE	8. ABCD	9. ABCD	10. ABD	11. ABCD	12. ABCE
13. ABDE	14. ACD	15. ADE	16. ABCDE	17. ABD	18. ABCE

19. ABCDE	20. ABCD	21. ACD	22. CD	23. AD	24. ABCDE
25. AC	26. ACDE	27. ABCDE	28. ACD	29. ABC	30. ACDE
31. ABCD	32. ABCD	33. ACDE	34. ABCE	35. ABCD	36. CD
37. ABD	38. ABD	39. ABCDE	40. CDE	41. ABCE	42. ABCD
43. ABE	44. ABCDE	45. ACE	46. ABDE	47. BCDE	48. BCDE
49. ABCDE	50. ABCD	51. ABCE	52. CDE	53. ABC	54. ABCDE
55. CDE	56. BCDE	57. ABD	58. BCDE	59. BCDE	60. ABDE
61. ABCE	62. ABCDE	63. ACD	64. ABCD	65. ABC	66. ABCDE
67. ACDE	68. ABE	69. AB	70. BC	71. BD	72. ABCDE
73. BC	74. BCE	75. ACD			

（二）名词解释

1. **针灸疗法**：是运用刺法和灸法刺激人体的一定部位或腧穴，以达到增强肌力、改善关节活动度、减轻疼痛等作用，从而改善功能障碍，提高日常生活能力。

2. **押手**：即按压在穴位旁或辅助进针的手，多为左手，其作用是固定穴位皮肤，加持针身协助刺手进针，帮助毫针准确刺入穴位。

3. **夹持进针法**：押手拇、示指持消毒棉球捏住针身下段，刺手拇、示、中指夹持针柄，将针尖固定在所刺腧穴部位的皮肤表面，双手同时用力，将毫针刺入腧穴。

4. **单手进针法**：刺手拇、示指持针，中指指端紧靠穴位，中指指腹抵住针身下段，当拇、示指向下用力按压时，中指随之屈曲，将针刺入皮下。

5. **运针**：进针后为获得针感、调控针感采取的操作方法称为行针，又称运针。

6. **循法**：用指腹顺着经脉循行径路，在腧穴的上下轻柔地循按或叩打。

7. **气至病所**：气至病所是指通过一定的手法，使针刺感应向着病所方向扩延和传布的现象。

8. **留针**：当毫针刺入腧穴，行针得气并施以或补或泻手法后，将针留置在穴内不动，称为留针。

9. **头皮针**：头皮针又称头针，在传统的针灸医学的基础上发展起来的，用毫针或其他方法刺激头部经络腧穴，调节气血运行，疏通经络，以治疗全身疾病的方法。

10. **皮肤针法**：皮肤针法是一种多针浅刺人体体表一定部位（皮部）的治疗方法，是由古代“半刺”“浮刺”“毛刺”发展而来。

11. **闪罐法**：闪罐法即将罐拔住后，立即起下，如此反复多次地拔住起下，起下拔住，直至皮肤潮红、充血，或瘀血为度。

12. **晕针**：晕针是在针刺过程中患者发生的晕厥现象。

13. **滞针**：滞针是指在行针时或留针后医者感觉针下涩滞，捻转、提插、出针均感困难而患者则感觉剧痛的现象。

14. **灸法**：是指用艾绒、或以艾绒为主要成分制成的灸材或其他燃烧材料，点燃后悬置或放置在腧穴或病变部位，进行烧灼、温熨，借灸火的热力以及药物的作用，通过经络的传导，调整脏腑、阴阳、气血，达到治病、防病和保健目的，从而改善功能障碍的一种中医外治方法。

15. **天灸**：是采用对皮肤有刺激性的药物敷贴于穴位或患处，使其局部皮肤自然充血、潮红或起疱的治疗方法。

16. **轻刮法**：指刮痧时刮痧板接触皮肤面积大，移动速度慢或下压刮拭力量小的一种方法。

17. **近部选穴**：在病变局部或距离较近的范围选穴，因腧穴有局部治疗作用，可以治疗所在部位的局部病症和邻近部位的病症。

18. **治病求本**：治病求本就是抓住疾病的根本原因，采取针对性的治疗方法。根据疾病的标本缓急等情况，分别采用"急则治标""缓则治本""标本同治"等方法。

19. **配穴方法**：配穴是在选穴的基础上，选取两个或两个以上、主治相同或相近，具有协同作用的腧穴加以配伍应用的方法。包括本经配穴法、表里经配穴法、同名经配穴法、上下配穴法、前后配穴法、左右配穴法。

20. **三棱针刺法**：是用三棱针点刺腧穴或血络，放出少量血液，或挤出少量液体，或挑断皮下白色纤维组织，以防治疾病的一种方法。

（三）简答题

1. 简述针灸疗法的治疗作用。

答：针灸疗法的治疗作用有：

（1）维持和改善运动器官的功能。

（2）增强心肺系统功能。

（3）提高神经系统的调节能力。

（4）止痛。

2. 简述针灸疗法在康复医学中的应用。

答：针灸疗法在康复医学中的应用有：

（1）肢体运动功能障碍。

（2）言语功能障碍。

（3）吞咽功能障碍。

（4）认知功能障碍。

（5）心肺功能障碍。

（6）疼痛。

3. 简述毫针针刺前体位选择的重要性及临床常用的体位。

答：毫针针刺前选择体位的重要性及临床常用的体位是：

（1）选择体位的重要性：选择正确的体位，对于取穴准确、操作方便、持久留针和防止针刺意外，都有着重要的意义。若体位选择不当，则会取穴不准，操作不便，不能持久留针，甚至容易出现晕针、弯针、断针等异常情况。

（2）临床常用的体位：仰卧位、俯卧位、侧卧位、仰靠坐位、俯伏坐位及侧伏坐位。

4. 简述针刺得气的意义。

答：针刺得气的意义是：

（1）得气与疗效密切相关：毫针治疗必须建立在得气的基础上，针刺是否得气是治疗成败的关键，决定着针刺治疗的效果。

（2）得气的迟速可以推知正气盛衰、疾病预后：针下得气的迟速，可以判断患者正气的盛衰、病情的轻重及针刺取效的快慢。

（3）得气与补泻手法的关系：得气是补泻的基础和前提，补泻手法要在针刺得气的基础上进行。

5. 简述双手进针法。

答:①指切进针法:又称爪切进针法。押手拇指或示指指端切按在穴位皮肤上,刺手持针,将针尖紧靠押手切按腧穴手指指甲缘(面)刺入腧穴。适用于短针的进针,临床较为常用。②夹持进针法:押手拇、示指持消毒棉球捏住针身下段,刺手拇、示、中指夹持针柄,将针尖固定在所刺腧穴部位的皮肤表面,双手同时用力,将毫针刺入腧穴。适用于长针的进针,临床较为常用。③舒张进针法:押手拇、示指或示、中指将所刺腧穴部位的皮肤向两侧撑开,使之绷紧,刺手持针从二指中间刺入皮下。适用于皮肤松弛部位,如腹部的腧穴进针。④提捏进针法:押手拇、示二指将所刺腧穴部位的皮肤捏起,刺手持针从捏起的皮肤上端刺入。适用于皮肉浅薄部位,特别是面部的腧穴进针。

6. 简述烧山火操作步骤。

答:操作顺序由浅而深地分层进入,三进一退,以针下产生热感为疗效标准。将腧穴的可刺深度分为浅、中、深三层(天、人、地三部),先浅后深,每层各做重插轻提,连续重复九次,然后退回至浅层,称为一度。一般不超过三度。针下有热感时,可将针下插至地部守气,留针10~15分钟,待针下松弛时,随患者吸气将针快速拔出。

7. 简述头皮针的顶颞前斜线、顶颞后斜线的定位及主治。

答:顶颞前斜线

部位:在头侧面,自头顶到头颞部,自前神聪穴至悬厘穴的连线。该线贯穿督脉、足太阳膀胱经和足少阳胆经。

主治:对侧中枢性运动功能障碍,如瘫痪等。可将该线分五等份,上1/5治疗对侧下肢瘫痪;中2/5治疗对侧上肢瘫痪;下2/5治疗对侧中枢性面神经炎、运动性失语、流涎等症。

顶颞后斜线

部位:在头侧面,自头顶到头颞部,位于顶颞前斜线后1.5寸,自百会穴至曲鬓穴的连线。该线贯穿督脉、足太阳膀胱经和足少阳胆经。

主治:对侧中枢性感觉功能障碍,如疼痛、麻木、瘙痒等。可将该线分五等份,上1/5治疗对侧下肢感觉异常;中2/5治疗对侧上肢感觉异常;下2/5治疗对侧头面部感觉异常等症。

8. 简述晕针的预防。

答:晕针的预防是:①对于精神过度紧张,应提前沟通,消除患者顾虑;②选择舒适持久的体位,最好采用卧位,医者手法宜轻,选穴宜精;③若患者饥饿、疲劳、大渴时,应令其进食、休息、饮水后再予针刺;④医者在针刺治疗过程中,要精神专一,随时观察患者的神色,询问患者的感觉;⑤一旦出现面色苍白、汗出或自述恶心头晕等不适的晕针先兆,应及早采取处理措施,防患于未然。

9. 简述灸法的适应证。

答:灸法的适应证是:①神经系统疾病功能障碍:脑血管疾病、小儿脑瘫、脊髓炎、痴呆、颅脑损伤及周围神经损伤(如面神经炎)、多发性硬化、吉兰-巴雷综合征等产生的运动功能障碍和感觉障碍;②肌肉骨骼系统功能障碍:肩周炎、颈椎病、腰椎间盘突出症、骨质疏松症、骨性关节炎、失用性肌肉萎缩、肌源性痉挛、关节软组织的损伤、运动系统创伤性疾病等;③痛症:腰背痛、头痛、三叉神经痛、人工关节置换术后疼痛、软组织劳损等产生的疼痛、肌纤维疼痛综合征等;④其他慢病所致的功能障碍:脑卒中后肩手综合征、肌张力增高、压疮、卒中后失眠、卒中后二便障碍、卒中后焦虑、抑郁、内脏平滑肌张力低下(尿潴留、便秘、大小便失禁等)、术后粘连;⑤心肺系统功能障碍:冠心病、高血压病、动脉硬化、急慢性支气管炎、支气管哮喘等;⑥其他:

风湿性关节炎、痛经、崩漏、阳痿、早泄、胃肠病、皮肤病等。

10. 简述拔罐时的禁忌证。

答：①急性严重疾病、慢性全身虚弱性疾病及接触性传染病；②静脉血栓早期、血小板减少性紫癜、白血病及血友病等出血性疾病；③急性外伤性骨折、乳腺癌术后术侧上肢淋巴性水肿；④精神分裂症、抽搐、高度神经质及不合作者；⑤皮肤高度过敏、传染性皮肤病，以及皮肤肿瘤（肿块）部、压疮部；⑥心尖区、体表大动脉搏动部及静脉曲张部；⑦妊娠妇女的腹部、腰骶部、乳房、前后阴；⑧眼、耳、口、鼻等五官孔窍部；⑨精神紧张、疲劳、饮酒后，以及过饥、过饱、烦渴时。

11. 简述针灸临床的选穴原则。

答：针灸临床的选穴原则主要包括：

（1）近部选穴：就是在病变局部或距离较近的范围选穴，因腧穴有局部治疗作用，可以治疗所在部位的局部病症和邻近部位的病症。例如，鼻病取迎香，口㖞取颊车、地仓，胃痛取中脘等。

（2）远部选穴：是指选取病变部位所属和相关经络上、距离病位较远部位的腧穴，体现了“经络所过，主治所及”的治疗规律。例如：胃脘痛取足阳明胃经的足三里，同时可选取与胃相表里的脾经络穴公孙，必要时还可取与胃有关的心包经腧穴内关等。

（3）辨证选穴：是根据疾病的症候特点、病因病机、特殊症状而辨证选取穴位。临床上有许多疾病，往往无明显局限的病变部位，如发热、失眠、多梦、自汗、盗汗、虚脱、昏迷等等，可以随证取穴。如失眠多梦可选神门、大陵。

12. 简述针灸临床常用配穴方法。

答：针灸临床常用配穴方法有：

（1）本经配穴法：某一脏腑、经脉发生病变而未涉及其他脏腑时，即选取该病变经脉上的腧穴，配成处方进行治疗。如肺病咳嗽，可取肺募中府，同时远取本经之尺泽、太渊。

（2）表里经配穴法：本法是以脏腑、经脉的阴阳表里配合关系为依据。即当某一脏腑经脉有病时，取其表里经腧穴组成处方施治。如，肝病可选足厥阴经的太冲配与其相表里的足少阳胆经的阳陵泉。

（3）同名经配穴法：是以同名经“同气相通”的理论为依据，以手足同名经腧穴相配的方法。如，牙痛可取手阳明经的合谷配足阳明经的内庭等。

（4）上下配穴法：是指将腰部以上或上肢腧穴与腰以下或下肢腧穴配合应用的方法。如胃病取内关配足三里，脱肛或子宫脱垂取百会配长强。此外，八脉交会穴配合，如内关配公孙、外关配临泣，也属于本法的具体应用。

（5）前后配穴法：前指胸腹，后指背腰。选取前后部位腧穴配合应用的方法称为前后配穴法，亦名“腹背阴阳配穴法”。凡治脏腑疾患，均可采用此法。例如，胃痛前取中脘、梁门，后取胃俞、胃仓。

（6）左右配穴法：是指选取肢体左右两侧腧穴配合应用的方法。临床应用时，一般左右穴同时取用，如心病取双侧心俞、内关，胃痛取双侧胃俞、足三里等；另外，左右不同名腧穴也可同时并用，如左侧面瘫，取左侧颊车、地仓，配合右侧合谷等。

（四）论述题

1. 试述耳穴的分布原则。

答：耳穴的分布，特别是在耳郭前面，有一定的规律性，其分布特点犹如一个头部朝下臀部朝上倒置的胎儿。其中与头面部相应的耳穴分布在对耳屏与耳垂;与上肢相对应的耳穴分布在耳舟;与躯干和下肢相对应的耳穴在对耳轮体和对耳轮上、下脚;与腹腔相对应的耳穴多集中在耳甲艇;与胸腔相对应的耳穴分布在耳甲腔;与消化道相对应的耳穴多在耳轮脚周围;与耳鼻咽喉相对应的耳穴多在耳屏四周。

2. 试述头针的适应范围。

答:中枢神经系统疾病功能障碍,如脑血管疾病,小儿脑瘫等;疼痛和感觉障碍,如头痛、三叉神经痛、颈项痛、腰背痛、胆绞痛等各种急慢性疼痛;还可用于肢体麻木等感觉障碍和各种皮肤病所致的瘙痒症状等;精神障碍,如精神分裂症、抑郁症、癔症等;机体内脏功能失调所致疾病,如高血压病、冠心病、慢性阻塞性肺疾病、溃疡病、男子性功能障碍及妇女月经不调等。

第五章
推 拿 疗 法

一、学习要点

掌握

1. 各类手法的操作方法、动作要领、注意事项。
2. 各类手法的适用部位、功效及应用。

熟悉

1. 推拿疗法常见异常情况和处理方法。
2. 推拿的概念和在临床上的应用。

二、内容要点

（一）推拿疗法简介

推拿是中医临床学科中的一门外治法，是在中医基础理论指导下，运用推拿手法作用于患者体表经络、穴位或特定的部位，以达到防病保健的目的。

推拿疗法治疗疾病的原理，调理机体脏腑经络、气血津液、皮肉筋骨；微调整人体肌肉关节结构；改善机体生理功能的调理及病理状态等。

推拿疗法的作用有：调整脏腑；疏通经络；行气活血；消肿止痛；理筋整复；滑利关节，其主要运用于神经系统、骨关节系统的功能障碍和疼痛、肿胀等症状的康复治疗。

（二）推拿疗法异常情况的预防和处理

1. 推拿疗法的禁忌证

（1）未经诊断明确的各种急性脊柱损伤或伴有脊髓症状病患者。

（2）由结核菌、化脓菌等所引起的运动器官病症者。

（3）各种骨折及严重的老年性骨质疏松病症患者。

（4）严重的心、肺、脑病症患者不宜进行推拿治疗。

（5）部分肿瘤患者不宜在发病部位进行推拿治疗。

（6）各种急性传染病及胃、十二指肠溃疡急性出血期。

（7）有出血倾向或血液病的患者。

（8）推拿部位有皮肤病变损害、烧伤、烫伤处不宜进行推拿治疗。

（9）妊娠 3 个月以上妇女的腰腹部、髋部不宜施行推拿手法。

（10）精神病患者或情绪过于激动不能配合医生操作的患者。

（11）过饥、过饱、疲劳、体质虚弱，精神紧张等，应慎用手法或暂缓治疗。

2. 常见推拿意外情况

(1)软组织损伤。

(2)晕厥。

(3)休克。

(4)骨、关节损伤。

(5)神经系统损伤。

(6)内脏损伤。

3. 推拿疗法的注意事项

(1)辨证施法,严格操作。

(2)治疗时要全神贯注。

(3)医生必须经常修剪指甲,保持双手清洁、温暖。

(4)患者体位要安置得当。

(5)医生操作选择适当的体位。

(三)推拿手法

推拿手法,是传统康复治疗学的主体内容之一。本章介绍了拿法、搓法、㨰法、拔伸法、扳法、揉捏法、捏脊法、中医整脊手法等二十余种康复推拿手法。

1. **摩法** 用指或掌在体表做环形或直线往返摩动,称为摩法。

2. **理法** 用手对肢体进行节律性握捏,称为理法。

3. **按法** 以指或掌按压体表,称按法。

4. **点法** 用指端或屈曲的指间关节部着力于施术部位,持续地进行点压,称为点法。

5. **抹法** 用单手或双手拇指螺纹面紧贴皮肤,做上下、左右或弧形曲线往返移动的一种推拿手法。

6. **拍法** 用虚掌拍打体表的方法。

7. **捏法** 用拇指和其他手指在施术部位对称性地挤压,称为捏法。

8. **拨法** 用拇指深按于治疗部位,进行单向或往返的拨动,称为拨法。

9. **推法** 以指、掌、拳或肘部着力于体表一定部位或穴位上,做单方向的直线或弧形推动。

10. **叩法** 以手指端或小指侧或握空拳叩打治疗部位。

11. **击法** 用拳背、掌根、掌侧小鱼际、指尖击打体表一定部位。

12. **抖法** 是用单手或双手握住患肢的远端,做小幅度上下或左右方向连续抖动的手法。

13. **摇法** 使关节做被动的环转运动,称摇法。

14. **揉法** 以手掌大鱼际或掌根、全掌、手指螺纹面着力,吸定于体表施术部位上,做轻柔和缓的上下、左右或环旋动作,称为揉法。

15. **擦法** 用指或掌贴附于体表一定部位,做较快速的直线往返运动,使之摩擦生热,称为擦法。

16. **拿法** 用拇指和其余手指相对用力,提捏或揉捏肌肤,称为拿法。

17. **搓法** 用双手掌面夹住肢体或以单手、双手掌面着力于施术部位,做交替搓动或往返搓动,称为搓法。

18. **㨰法** 以第5掌指关节背侧吸定于体表施术部位,通过腕关节的屈伸运动和前臂的旋转运动,用小鱼际连同手背尺侧在施术部位上做持续不断地来回滚动,称为㨰法。

19. 拔伸法 固定关节或肢体的一端,牵拉另一端,应用对抗的力量使关节或肢体得到伸展的手法,称为拔伸法。

20. 扳法 用两手分别作用于关节两端或肢体的一定部位,两手同时做相反或同一方向的扳动,使关节突然受力,做被动屈伸或旋转动作的手法称作扳法。

21. 按揉法 垂直按压与水平环旋揉动有机结合,带动皮下组织环旋揉动的手法,称为按揉法。

22. 推摩法 以指腹吸定于治疗部位,有节律地边推边在体表上进行摩动的方法。

23. 揉捏法 由揉法和捏法有机结合而成。

24. 捏脊法 用捏法沿脊柱两侧进行操作,称为捏脊。由于此法治疗小儿“积滞”疗效明显,故又称作“捏积法”。

25. 中医整脊手法 是中医治疗脊柱病患的一种常用方法,在中医基础理论指导下,运用中医的推拿疗法,对脊柱骨关节及周围软组织疾病进行治疗的一种方法。

三、习题

(一)选择题

【A1 型题】

1. 推拿疗法的指导理论基础是( )。
   A. 中医基本理论　B. 康复理论基础　C. 中医推拿疗法
   D. 传统康复治疗　E. 中医临床学科
2. 推拿疗法治疗作用**不包括**( )。
   A. 平衡阴阳　B. 扶正祛邪　C. 行气活血
   D. 理筋整复　E. 滑利关节
3. 春夏季节,肌肤腠理疏松,手法力度要稍轻,其原则是( )。
   A. 治未病　B. 治病求本　C. 调整阴阳
   D. 扶正祛邪　E. 因地、因时、因人制宜
4. 推拿轻手法的主要作用是( )。
   A. 健脾和胃　B. 行气止痛　C. 镇静安神
   D. 调整阴阳　E. 宽胸理气
5. 推拿重手法的主要作用是( )。
   A. 健脾和胃　B. 行气止痛　C. 镇静安神
   D. 调整阴阳　E. 宽胸理气
6. 揉法正常操作的频率是( )。
   A. 60~80 次/分　B. 100~120 次/分　C. 120~160 次/分
   D. 160~180 次/分　E. 200~220 次/分
7. 运用摇法时关节的运动特点是( )。
   A. 主动运动　B. 被动运动　C. 主动和被动运动
   D. 摩擦运动　E. 以上都不是
8. 推拿过程中患者发生晕倒昏厥现象的常见原因有( )。
   A. 体质虚弱　B. 有出血倾向　C. 精神紧张

D. 手法过重　　E. 以上都是

9. 推拿常见的意外情况**不包括**(　　)。

A. 腰扭伤　　B. 休克　　C. 皮下出血

D. 腋神经损伤　　E. 破皮

10. 关于理法的描述**错误**的是(　　)。

A. 只操作于四肢　　B. 常作为四肢部的开始手法

C. 从肢体远端向近端操作　　D. 有“握”和“捏”两种力量

E. 次数可在 5~7 次

11. 擦法的运动形式是(　　)。

A. 单向直线　　B. 往返直线　　C. 环形

D. 弧形　　E. 曲线

12. 推法的应用范围是(　　)。

A. 头面部　　B. 胸腹部　　C. 四肢部

D. 腰背部　　E. 以上各部

13. 下列关于抖法的描述**错误**的是(　　)。

A. 一般抖动幅度在 2~3cm 以内　　B. 被抖动的肢体要自然伸直

C. 抖上肢的频率在 150 次/分左右　　D. 抖下肢的频率在 100 次/分左右

E. 被抖动的肢体要放松

14. 搓法适用部位一般是(　　)。

A. 头面部　　B. 胸腹部　　C. 四肢部

D. 腰背部　　E. 以上各部

15. 下列关于肩关节对抗拔伸法描述正确的是(　　)。

A. 肩关节外展 45°~60°位　　B. 持续拔伸 1~2 分钟

C. 医者应立于其患侧方　　D. 两手握住患者腕部或前臂上段

E. 以上都是

【X 型题】

1. 推拿疗法的作用有(　　)。

A. 平衡阴阳　　B. 调理脏腑　　C. 疏通经络

D. 理筋整复　　E. 扶正祛邪

2. 推拿疗法的指导思想是(　　)。

A. 整体观念　　B. 因人、因时、因地制宜　　C. 治病求本

D. 辨证论治　　E. 平衡阴阳

3. 推拿的治疗原则包括(　　)

A. 治未病　　B. 扶正祛邪　　C. 调整阴阳

D. 三因制宜　　E. 治病求本

4. 补法的手法特点是(　　)。

A. 操作柔和　　B. 频率缓慢、用力轻　　C. 顺经络循行方向按摩

D. 刺激时间较长　　E. 刚中有柔

5. 下列属于推拿对运动系统的作用机制的是(　　)。

A. 改善肌肉代谢　　B. 解除肌肉痉挛　　C. 分离松解、粘连

D. 促进软组织修复　E. 促进血液循环

6. 下列属于推拿禁忌证的是(　　)。
A. 强直性脊柱炎　B. 化脓性关节炎　C. 胃溃疡急性出血期
D. 骨结核　E. 老年患者

7. 以下**不宜**推拿的人群有(　　)。
A. 体质极度虚弱患者　B. 有出血倾向或血液病的患者
C. 精神病患者　D. 老年性骨质疏松症患者
E. 过度疲劳患者

8. 推拿导致皮下出血的正确处理方法有(　　)。
A. 不予任何处理,会自行好转　B. 立即冷敷
C. 立即热敷　D. 立即局部按揉处理
E. 局部小块青紫时,不处理

9. 应慎用手法的情况有(　　)。
A. 精神紧张者　B. 精神病　C. 过度疲劳
D. 过饥、过饱　E. 急性脊柱损伤

10. 擦法的操作要点有(　　)。
A. 直　B. 长　C. 匀　D. 快　E. 松

11. 推股外侧时常用的部位是(　　)。
A. 两手拇指　B. 拳　C. 肘　D. 手掌部　E. 单拇指

12. 运用拨法的常用部位主要是(　　)。
A. 四肢部　B. 颈项部　C. 肩背部　D. 头面部　E. 腰臀部

13. 揉法的作用特点是(　　)。
A. 持久有力　B. 缓和　C. 刺激量小　D. 渗透有力　E. 疏通关节

14. 点法通常的发力部位有(　　)。
A. 屈曲的指间关节　B. 掌根　C. 肘尖
D. 指端　E. 拳

(二)名词解释

1. 推拿疗法
2. 软组织损伤
3. 摇法
4. 揉法
5. 拍法
6. 推法
7. 摩法
8. 理法
9. 点法
10. 抹法
11. 拔伸法
12. 搓法
13. 擦法

（三）简答题

1. 请简述推拿的治疗原则。
2. 请简述推拿的作用原理。
3. 请简述推拿疗法的禁忌证。
4. 请简述推拿疗法的异常情况。
5. 请简述推拿疗法的注意事项。
6. 请简述擦法的动作要领。
7. 请简述抖法的动作要领。
8. 请简述摩法的动作要领。
9. 请简述推法的注意事项。
10. 请简述摇法的注意事项。
11. 请简述点法的注意事项。
12. 请简述揉法的适用部位、功效及应用。

（四）论述题

1. 请论述推拿时出现晕厥、休克的原因、临床表现、相应处理及预防。
2. 请论述拿法的定义、操作方法、动作要领、适用部位、功效及应用。
3. 论述推拿治疗软组织损伤的异常情况分析及处理。

四、参考答案

（一）选择题

【A1 型题】

1. A　2. A　3. E　4. C　5. B　6. C　7. B　8. E　9. A　10. C
11. B　12. E　13. C　14. C　15. E

【X 型题】

1. BCD　2. AD　3. ABCDE　4. ABCD　5. ABCD　6. BCD
7. ACD　8. AD　9. ABCD　10. ABCDE　11. AD　12. ABCE
13. BC　14. AD

（二）名词解释

1. **推拿疗法**：推拿是在中医基本理论结合现代医学理论指导下，运用手法或借助一定的器具以力的形式作用于患者体表经络、穴位或特定的部位，对患者起到治疗康复作用，并运用推拿功法让患者加以相应的肢体活动，从而减轻患者各种病症，改善患者肢体运动功能、感觉认知功能，提高生活质量与生活自理能力，促进患者自身功能康复，达到个体最佳生存状态的一种方法。

2. **软组织损伤**：软组织包括皮肤、皮下组织、肌肉、肌腱、韧带、关节软骨等。推拿最易导致的软组织损伤有皮肤损伤、肌肉酸胀疼痛、皮下出血等组织损伤。

3. **摇法**：使关节做被动的环转运动，称摇法。包括颈项部、肩部、腰部和四肢关节部摇法。

4. **揉法**：以手掌大鱼际或掌根、全掌、手指螺纹面着力，吸定于体表施术部位上，做轻柔和缓的上下、左右或环旋动作，称为揉法。

5. **拍法**：用虚掌拍打体表，称拍法。拍法可单手操作，亦可双手同时操作。可分为指拍法和掌拍法两种。

6. **推法**：以指、掌、拳或肘部着力于体表一定部位或穴位上，做单方向的直线或弧形推动，称为推法。

7. **摩法**：用指或掌在体表做环形或直线往返摩动，称为摩法。分为指摩法和掌摩法两种。

8. **理法**：用手对肢体进行节律性握捏，称为理法。理法多做为结束推拿手法使用。可分为单手理法和双手理法两种。

9. **点法**：用指端或屈曲的指间关节部着力于施术部位，持续地进行点压，称为点法。

10. **抹法**：用单手或双手拇指螺纹面紧贴皮肤，做上下、左右或弧形曲线的往返移动的一种推拿手法。

11. **拔伸法**：固定关节或肢体的一端，牵拉另一端，应用对抗的力量使关节或肢体得到伸展的手法，称为拔伸法。

12. **搓法**：用双手掌面夹住肢体或以单手、双手掌面着力于施术部位，做交替搓动或往返搓动，称为搓法。

13. **擦法**：用指或掌贴附于体表一定部位，做较快速的直线往返运动，使之摩擦生热，称为擦法。分为指擦法、掌擦法、大鱼际擦法和小鱼际擦法。

（三）简答题

1. 请简述推拿的治疗原则。

答：推拿的治疗原则包括：治病求本、扶正祛邪、三因制宜、治未病。

2. 请简述推拿的作用原理。

答：推拿的作用原理包括：调整脏腑、疏通经络、行气活血、理筋整复、滑利关节。

3. 请简述推拿疗法的禁忌证。

答：推拿的禁忌证有：

（1）未经诊断明确的各种急性脊柱损伤或伴有脊髓症状病患者。

（2）由结核菌、化脓菌所引起的运动器官病症。

（3）各种骨折及严重的老年性骨质疏松症患者。

（4）严重的心、肺、脑病症患者。

（5）体质虚弱，身体承受不起手法的患者。

（6）部分肿瘤患者不宜在发病部位进行推拿治疗。

（7）各种急性传染病及胃、十二指肠溃疡急性出血期。

（8）有出血倾向或血液病的患者，推拿有可能会加剧局部组织缺血。

（9）推拿部位有皮肤病变损害及烧伤、烫伤处。

（10）妊娠 3 个月以上孕妇的腰腹部、髋部不宜施行推拿手法，因为手法的刺激会有引起流产的可能性。

（11）精神病患者或情绪过于激动不能配合医生操作的患者。

（12）过饥、过饱、疲劳、精神紧张者，应慎用手法或暂缓治疗。

4. 请简述推拿疗法的异常情况。

答：推拿常见异常情况有：软组织损伤，骨与关节损伤，神经系统损伤，休克，内脏系统损伤。

5. 请简述推拿疗法的注意事项。

答：为了预防推拿意外的发生，医者需遵守以下注意事项：①辨证施法，严格操作；②治疗时要全神贯注；③医生必须经常修剪指甲，保持双手清洁，手上不应当戴有其他饰品，以免擦破患者皮肤和影响治疗。④患者体位要安置得当；⑤医生要随时调整自己的姿势；

6. 请简述擦法的动作要领。

答：擦法的动作要领：

(1)肩关节宜放松，肘关节宜自然下垂并内收。

(2)操作时，着力部分要紧贴体表，压力要适度，须直线往返运行，往返的距离多数情况下应尽力拉长，而且动作要连续不断，有如拉锯状。

(3)指擦法时应以肘关节为支点，前臂为动力源，擦动的往返距离宜小，属擦法中的特例。掌擦法、大鱼际擦法及小鱼际擦法均以肩关节为支点，上臂为动力源，擦动的往返距离宜大。

(4)以透热为度。

7. 请简述抖法的动作要领。

答：抖法的动作要领如下：

(1)用力均匀而持续，幅度由小渐大，频率逐渐增快，使抖动感传递到近端关节。

(2)抖动幅度不能超过关节活动生理范围。同时，可让助手做拔伸牵引。

(3)肢体关节要放松，自然呼吸，不可屏气。

(4)一般抖动幅度控制在2~3cm以内；上肢部抖动频率在每分钟250次左右，下肢部抖动频率宜稍慢，一般在每分钟100次左右即可。

8. 请简述摩法的动作要领。

答：摩法的动作要领如下：

(1)肩臂部放松，肘关节屈曲约40°~60°。

(2)指摩法时腕关节要保持一定的紧张度，掌摩法时则腕部要放松。

(3)摩动的速度、压力宜均匀。一般指摩法宜稍轻快，掌摩法宜稍重缓。《厘正按摩要术》："摩法较推则从轻，较运则从重。"

(4)要根据病情的虚实来决定手法的摩动方向。临床一般以环摩应用较多，直摩应用相对较少。就环摩而言，传统以"顺摩为补，逆摩为泻"，故虚证宜顺时针方向摩动，实证宜逆时针方向摩动。

9. 请简述推法的注意事项。

答：推法的注意事项如下：

(1)推进的速度不可过快，压力不可过重或过轻。

(2)不可推破皮肤。为防止推破皮肤，可使用冬青膏、滑石粉及红花油等润滑剂。

(3)不可歪曲斜推。

10. 请简述摇法的注意事项。

答：摇法的注意事项如下：

(1)不可逾越人体关节生理活动范围进行摇转。

(2)不可突然快速摇转。

(3)对于习惯性关节脱位者禁用摇法。

11. 请简述点法的注意事项。

答：点法注意事项如下：

(1)不可突施暴力。既不能突然发力，也不可突然收力。

(2)对年老体弱、久病虚衰的患者不可施用点法，尤其是对心功能较弱患者忌用。

(3)点后宜用揉法,以避免气血积聚及点法所施部位或穴位的局部软组织损伤。

12. 请简述揉法的适用部位、功效及应用。

答:(1)适用部位:大鱼际揉法主要适用于头面部、胸胁部;掌根揉法适用于腰背及四肢等面积大且平坦的部位;掌揉法常用于脘腹部;中指揉法、拇指揉法用于全身穴位。

(2)功效及应用:揉法具有疏通经络、行气活血、健脾和胃、消肿止痛等作用,主要适用于脘腹胀痛、胸闷胁痛、便秘、泄泻、头痛、眩晕及术后等病症的康复治疗,或用于头面部及腹部康复保健。

(四)论述题

1. 请论述推拿时出现晕厥、休克的原因、临床表现、相应处理及预防。

答:(1)原因:患者体质虚弱、精神紧张、过度疲劳、空腹、饥饿、剧烈运动后、大汗、大泻、大出血之后,或体位不当,或由于医者在推拿时运用的手法过重,或推拿时间过长而致。

(2)晕厥、休克的临床表现:表情淡漠、反应迟钝、嗜睡、意识模糊甚至昏迷,并伴有皮肤苍白、口唇、甲床轻度发绀,四肢皮肤湿冷、脉搏细弱而快、血压下降、呼吸深而快、尿量明显减少等表现。

(3)相应处理:出现晕厥、休克时应立即终止重手法的不良刺激,如仅表现为心慌气短、皮肤苍白、冷汗等症状,应立即取平卧位,或头低足高位,予口服糖水或静脉注射50%葡萄糖注射液。如病情较重应立即予以抗休克治疗,补充血容量,维持水、电解质和酸碱平衡,运用血管扩张剂,以维护心、脑、肾脏的正常功能,必要时立即请内科会诊治疗。

(4)预防:为了防止推拿治疗诱发休克意外,临床上必须做到,空腹患者不予推拿治疗,剧烈运动后或过度劳累后的患者不予重手法治疗。当患者是初次接受推拿治疗或比较紧张时,应该耐心做好患者的思想工作,消除其对推拿的恐惧感。使用重手法刺激时,必须在患者能够忍受的范围内,且排除其他器质性疾病。

2. 请论述拿法的定义、操作方法、动作要领、适用部位、功效及应用。

答:(1)定义:用拇指和其余手指相对用力,提捏或揉捏肌肤,称为拿法。有“捏而提起谓之拿”的说法。拿法是临床常用手法之一,具有十分舒适的特点。拿法可单手操作,亦可双手同时操作。根据拇指与其他手指配合数量的多少,而有三指拿法、五指拿法等称谓。

(2)操作方法:以拇指和其余手指的指面相对用力,捏住施术部位肌肤并逐渐收紧、提起,腕关节放松。以拇指同其他手指的对合力进行轻重交替、连续不断地提捏并施以揉动。

(3)动作要领:①用拇指和其余手指的指面着力,不能用指端内扣;②捏提中宜含有揉动之力,实际上拿法为一复合手法,含有捏、提、揉这三种成分;③腕部要放松,使动作柔和灵活,连绵不断,且富有节奏性。

(4)注意事项:拿法应注意动作的协调性,不可死板僵硬。初习者不可用力久拿,以防伤及腕部与手指的屈肌肌腱及腱鞘。

(5)适用部位:适用于颈项部、肩部、四肢部和头部等。

(6)功效及应用:拿法具有疏经通络、行气活血的作用,常用于颈项活动受限、四肢酸痛、头痛恶寒等症的康复治疗。

3. 论述推拿治疗软组织损伤的异常情况分析及处理。

答:人体中除骨、关节外,皮肤、皮下组织、肌肉、肌腱、韧带、关节囊、滑液囊等,均称之为软组织。在推拿治疗中常因手法使用不当时、操作不规范或者动作不熟练而引起软组织损伤。常见的软组织损伤有:皮肤损伤、烫伤、皮下出血、肌肉挫伤而酸胀疼痛及椎间盘损伤等。

（1）原因：推拿过程中使用蛮力，手法生硬；热敷后再加手法治疗；医者没有注意修剪指甲导致患者出现皮肤破损；在对颈、腰段脊柱推拿时使用过度旋转、侧屈、挤压类手法，常引起椎间盘等软组织损伤；颈、腰部痉挛、疼痛加剧；甚至还会发生明显的骨髓、神经根压迫症状，导致严重的后果。

（2）临床表现：推拿导致的皮肤损伤患者，患部往往先有一阵较明显的灼热感或剧痛，然后就可以发现皮肤的表层不同程度的破损。皮下出血的患者可出现局部疼痛，微肿，皮下可见有大小不等的出血瘀斑，皮下出血的局部皮肤张力增高，有压痛，关节运动可因疼痛而受限制。肌肉挫伤表现为肌肉疼痛、肿胀、发硬、活动加重。椎间盘、神经损伤后，会导致原有病痛加剧，运动障碍明显，出现保护性姿势和体位。局部深压痛、叩击痛，以及受损椎间盘相对应的神经根支配区有疼痛、麻木、乏力、肌力减弱、皮肤知觉减退为主的症状和体征。

（3）预防：加强手法基本功训练和熟练掌握各个推拿部位的解剖结构，正确掌握各种手法的动作要领，提高手法的熟练程度。在施行某些操作时适当使用介质。对于皮肤损伤，要保持伤口的清洁，局部可涂红药水或紫药水，避免在破损处继续操作，并防止感染，一般不要包扎，数日后可痊愈。热敷时或热敷后局部切忌再用任何手法。对于皮肤出血，预防中要注意手法的强度，要由轻而重，以患者能忍受为原则，如患者疑患血友病或已明确患血友病，则不能作推拿治疗。对于肌肉挫伤，预防主要是手法轻柔，用力均匀。对已经挫伤者，要暂停推拿治疗，给予制动、热敷（急性损伤当时可以短暂冷敷）、物理因子治疗等。

第六章 传统运动疗法

一、学习要点

掌握

1. 传统运动疗法的定义、主要内容。
2. 传统运动疗法的在康复中的应用。

熟悉

1. 传统运动疗法的应用原则。
2. 传统运动疗法的基本理论。

了解

1. 常用的传统运动疗法的动作特点。
2. 传统运动疗法的注意事项。

二、内容要点

（一）传统运动疗法的定义、主要内容

传统运动疗法，古代称“导引按跷”，是以肢体活动为主，并与意识、呼吸、自我按摩密切结合，以保养身心、防治疾病和改善功能为目的医疗康复方法。

传统运动疗法内容丰富，形式方法多样，一般可分为操术、拳术和械术等几类。操术是单一动作的成套组合，如五禽戏、八段锦、十二段锦、十六段锦、小劳术、易筋经、少林内功、壮腰八段功、体功、却病延年二十势、练功十八法等。

传统运动疗法的主要特点是动静结合，刚柔相济，意气相随，内外兼修、身心并重。动以养形，静以养神。动中有静，静中有动。强调练意识以养神，以意领气；调呼吸以练气，以气行推动血运，周流全身；以气导形，通过形体、筋骨关节的运动，使周身经脉畅通，营养机体。

（二）传统运动疗法在康复中的应用

1. 促使肢体功能康复。
2. 促使心理康复。
3. 促使脏腑功能康复。
4. 增强机体代偿功能。

（三）传统运动疗法的应用原则

1. 重在三调（调身，调息，调心）。
2. 松静自然，准确灵活。

3. 因人而异、因时制宜。

4. 循序渐进，持之以恒。

（四）传统运动疗法的基本理论

传统运动疗法理论是以中医基础理论为指导，阐述传统运动体育的功理功法，指导实践应用，进而探讨治疗、康复原理。其内容包括阴阳五行理论、精气神理论、藏象理论、经络气血理论、“三调”理论等。

（五）传统运动疗法应用注意事项

1. 练功前

（1）功前准备：练功半小时前停止一切剧烈的体育和文娱活动。保持安静和情绪稳定。

（2）功前活动：可做一些松解关节的活动，以利气血运行。如觉疲劳不适等可适当休息，或先行自我拍打按摩。如有较明显的局部疼痛不适等症状影响练功，可先采取一些对症治疗措施，使症状缓解再开始练功。

（3）饮食排泄：过饥过饱不适宜练功，以免胃肠不适。练功前排大、小便。功前可饮适量温开水，有助于气血运行。

（4）环境选择：应选择整洁、幽静的环境练功，无论室内、室外，应光线柔和，空气流通，注意保暖，防感风寒。

2. 练功后

（1）收功：不同的功法有不同的收功方式，其基本原则是无论意守何处，都要把意守活动转移到丹田，意想身体各部气息缓缓集中于丹田，逐渐恢复自然呼吸，再做一些自我保健按摩，并慢慢睁开眼睛。若练静功，收功后可稍做活动或自我按摩；若练动功，收功后再做几次深呼吸，静息片刻，再进行其他活动。

（2）洗浴：不可冷水洗浴、洗手，如有汗出，宜毛巾擦干，或洗热水浴。

（3）饮食：练功后不能立即喝冷水、吃冷饮，以免引起胃肠血管的突然收缩，导致肠胃功能紊乱，引起腹痛、腹泻。

（4）其他：极端天气禁止练功，传染病患者不应参加集体练功等。

（六）传统运动康复的方法

1. 二十四式简化太极拳 二十四式简化太极拳以杨式太极拳为动作素材，删去繁难和重复的动作，选取二十四式，编串成易学、易练、易记的“简化太极拳”套路。这套动作保持了原杨式太极拳的风貌，充分体现了太极拳动作轻松柔和、缓慢均匀、圆活自然、连贯协调的特点。同时也突出了太极拳运动健身、养生、防病、治病的独特功效。（主要内容请参照教材相应章节的详细介绍）

简化太极拳主要适合中老年人及高龄老人练习，尤其适合于冠心病、高血压病、高脂血症、脑卒中、神经衰弱、慢性阻塞性肺疾病等患者的康复期。另外，练习简化太极拳锻炼时，必须注意以下要领：①动作柔和，连贯缠绕，劲力均匀；②呼吸配合，意念集中，以意导动；③保持体位，以身带臂，舒展自如；④动作协调，刚柔相济，柔中寓刚。总之，太极拳要求手、脚、头、眼配合一气，动作要沉、匀、连、缓，姿势要柔和、自如。

2. 八段锦 “八段锦”功能柔筋健骨、养气壮力，可以行气活血，调和五脏六腑功能，男女老幼皆可锻炼。现代研究证实其能改善神经体液调节功能和加强血液循环，对腹腔脏器有柔和的按摩作用，对神经系统、心血管系统、消化系统、呼吸系统及运动器官都有良好的调节作用，是一种较好的体育运动（主要内容请参照教材相应章节的详细介绍）。

3. 易筋经 易筋经的各式动作是连贯统一的有机整体，动作注重伸筋拔骨，舒展连绵，刚柔相济；呼吸要求自然，动息相融，并以形导气，意随形走。易学易练，健身、康复效果明显（主要内容请参照教材相应章节的详细介绍）。

易筋经是保健强身和传统运动康复疗法的基础功法。通过练习此功法，能活跃激发人体周身气机，提高正气的敏感性与传布性。它既能练气，又佐以练力，久练后可使气力倍增，具有疏通经络、运行气机、防病健身之作用。临床可用于神经衰弱、胃肠疾病、呼吸系统疾病、肢体关节病变、颈腰椎疾病和痿证的康复治疗。

功法每天练 1~2 次。初练首先要将姿势练熟，然后再进行呼吸、意念和姿势的配合锻炼，最终达到"三调"合一。练功的运动量可根据个人的体质和体力情况灵活掌握，逐渐增加，不可操之过急。中老年人练此功法，不可向上提气，提足跟之动作可以不做，否则易引起血压升高、头痛、头晕等。心脑血管病患者练习时宜多用意而少用力，各式均顺其自然，量力而行。

4. 五禽戏 五禽戏由于是模仿熊、虎、鹿、猿、鸟五种动物的形态动作而创，所以在进行功法锻炼时要表现出动物的不同特性，如浑憨、凶猛、灵巧、恬静和柔和等。同时也要配合不同的意念活动与呼吸法。主要包括熊戏、虎戏、猿戏、鹿戏、鸟戏。

五禽戏锻炼要做到：全身放松，意守丹田，呼吸均匀，形神合一。练熊戏时要在沉稳之中寓有轻灵，将其剽悍之性表现出来；练虎戏时要表现出威武勇猛的神态，柔中有刚，刚中有柔；练猿戏时要仿效猿敏捷灵活之性；练鹿戏时要体现其静谧怡然之态；练鸟戏时要表现其展翅凌云之势，方可融形神为一体。

五禽戏通过模仿动物不同的形态动作及气势，结合各自的意念活动，能起到疏经通络、强健脏腑、灵活肢体关节的功用。对人体神经系统、心血管系统、呼吸系统、运动系统和消化系统有一定的调节作用，对治疗诸如脾虚气滞、慢性胃炎、胃溃疡、高血压、便秘、慢性支气管炎、骨关节病及前列腺肥大等有一定的作用。

5. 六字诀 六字诀是我国古代流传下来的一种以吐纳为主的导引功法。因其功法操作的核心内容是呼气吐字，并有六种变化，故常称"六字诀养生法"。六字是呬（属肺金）、吹（属肾水）、嘘（属肝木）、呵（属心火）、呼（属脾土）、嘻（属三焦）。

六字诀是根据中医学阴阳五行、天人合一、生克制化的理论，按春、夏、秋、冬四时节序，配合五脏（肝、心、脾、肺、肾）属性，以角、徵、宫、商、羽五音的发音口型，配以呼吸、意念和肢体导引，引地阴之气上升，吸天阳之气下降，吐出脏腑之浊气，吸入天地之清气，结合后天之营卫，推动真元，使气血畅行于五脏六腑之中，以达通瘀导滞、散毒解结、调整虚实、修残补缺、康健身心、益寿延年之实效，可用于治疗脏腑功能失调的病症。包括：预备势；嘘字功平肝气；呵字功补心气；呼字功培脾气；呬字功补肺气；吹字功补肾气；嘻字功理三焦气。

三、练习题

（一）选择题

【A1 型题】

1. 下列哪项运动疗法是通过形态动作或配合呼吸来调整脏腑功能的（　　）。

A. 五禽戏　　B. 六字诀　　C. 太极拳

D. 八段锦　　E. 易筋经

2. 五禽戏中（　　）主脾。

A. 虎　B. 鹿　C. 猿
D. 熊　E. 鸟

3. 易筋经中注重锻炼头项与手臂对抗用力的是(　　)。
A. 九鬼拔马刀势　B. 青龙探爪势　C. 打躬击鼓势
D. 倒拽九牛尾势　E. 掉尾摇头势

4. 五禽戏中猿戏对(　　)疾病疗效较显著。
A. 前列腺疾患　B. 高血压　C. 老年性骨关节病
D. 神经衰弱　E. 肾虚腰痛

5. 太极拳的第八势是(　　)。
A. 高探马　B. 云手　C. 单鞭
D. 右拦雀尾　E. 左揽雀尾

6. 八段锦第二势为(　　)。
A. 两手托天理三焦　B. 左右开弓似射雕　C. 调理脾胃须单举
D. 五劳七伤往后瞧　E. 摇头摆尾去心火

7. 高血压患者忌练(　　)。
A. 摘星换斗　B. 韦驮献杵第三势　C. 出爪亮翅
D. 九鬼拔马刀　E. 倒拽九牛尾

8. 下列不属于青龙探爪势主要练习的是(　　)。
A. 肺　B. 肝　C. 心
D. 带脉　E. 胆

9. 易筋经的结束功法是(　　)。
A. 打躬击鼓势　B. 掉尾摇头势　C. 青龙探爪势
D. 三盘落地势　E. 饿虎扑食势

【X 型题】

1. 械术主要借助于哪些器械(　　)。
A. 刀　B. 剑　C. 枪
D. 棍　E. 棒

2. 练功要领中重在“三调”包括(　　)。
A. 调身　B. 调息　C. 调肝
D. 调肺　E. 调心

3. 属于六字诀中发音的是(　　)。
A. 嘘　B. 呵　C. 呼
D. 呬　E. 吹

4. 韦驮献杵第二势的动作要求(　　)。
A. 两上肢外展成一直线　B. 足跟提起　C. 双足踩地
D. 气沉丹田　E. 调匀呼吸

5. 太极拳的要领包括(　　)。
A. 动作柔和　B. 呼吸配合　C. 动作协调
D. 滑利关节　E. 健脾益气

6. 青龙探爪势的动作要求(　　)。

A. 推掌置地　　B. 双膝屈曲　　C. 昂首、目前视
D. 足勿离地　　E. 足跟离地

7. 摇头摆尾去心火是八段锦的第(　　)式。
A. 二　　B. 三　　C. 四
D. 五　　E. 六

8. 呬字诀可用于治疗(　　)。
A. 外感伤风　　B. 发热咳嗽　　C. 痰涎上涌
D. 背痛怕冷　　E. 尿频而量少

(二)名词解释

1. 传统运动疗法
2. 导引按跷

(三)简答题

1. 简述传统运动疗法的基本作用和应用原则。
2. 简述五禽戏的含义及其锻炼特点。
3. 简述运用简化太极拳锻炼时,应注意的要领。

(四)论述题

易筋经的医疗功效。

四、参考答案

(一)选择题

【A1 型题】

1. B　2. D　3. A　4. D　5. D　6. B　7. B　8. C　9. B

【X 型题】

1. ABCD　2. ABE　3. ABCDE　4. AB　5. ABC　6. ACD
7. D　8. ABCDE

(二)名词解释

1. 传统运动疗法:传统运动疗法古代称"导引按跷",是我国古代劳动人民在长期与衰老和疾病作斗争的实践中,逐渐认识、创造和总结的自我身心锻炼的健身方法。是以肢体活动为主,并与意识、呼吸、自我按摩密切结合,以保养身心、防治疾病和改善功能为目的医疗康复方法。

2. 导引按跷:导引是以身体运动、呼吸吐纳和自我按摩相结合为特点的健身方法。按跷,属按摩范畴,多指自我按摩。导引按跷,主要是指身体运动、呼吸吐纳和自我按摩的身心锻炼方法。

(三)简答题

1. 简述传统运动疗法的基本作用和应用原则。

答:基本作用:

(1)调和脏腑。

(2)调和气血。

(3)形神共养。

应用原则：

(1)松静自然，准确灵活。

(2)因人而异，因时制宜。

(3)循序渐进，持之以恒。

(4)注重“三调”，练养相兼。

2. 简述五禽戏的含义及其锻炼特点。

答：五禽戏是以肢体运动为主，辅以呼吸吐纳与意念配合的导引类功法。它是模仿五种禽兽——虎、鹿、熊、猿、鸟的动作而编创成的气功功法。

通过模仿动物不同的形态动作及气势，结合各自的意念活动，能起到疏经通络，强健脏腑，灵活肢体关节的功用。本功法能适合大多数人的锻炼，包括某些慢性疾病。通过坚持本功法的锻炼，对人体神经系统、心血管系统、呼吸系统、运动系统和消化系统有一定的调节作用，对治疗诸如脾虚气滞、慢性胃炎、胃溃疡、高血压、便秘、肥胖、慢性支气管炎、骨关节病及前列腺肥大等有一定的作用。

3. 简述运用简化太极拳锻炼时，应注意的要领。

答：运用简化太极拳锻炼时，必须注意以下要领：①动作柔和，连贯缠绕，劲力均匀；②呼吸配合，意念集中，以意导动；③保持体位，以身带臂，舒展自如；④动作协调，刚柔相济，柔中寓刚。总之，太极拳要求手、脚、头、眼配合一气，动作要沉、匀、连、缓，姿势要柔和、自如。

（四）论述题

易筋经的医疗功效。

答：易筋经是保健强身和传统运动康复疗法的基础功法。通过练习此功法，能活跃激发人体周身气机。它既能练气，又佐以练力，久练后可使气力倍增，既是传统运动疗法、推拿、针灸医师作为行气布气的基础训练功法，也是老、弱、病、残的康复手段。具有疏通经络，运行气机，防病健身之作用。临床可用于神经衰弱、胃肠疾病、呼吸系统疾病、肢体关节病变、颈腰椎疾病和痿证的康复治疗。

第七章
中 药 疗 法

一、学习要点

掌握

中药外治法在康复医学中的应用。

熟悉

康复科常用外治方药及适应证。

了解

中药的炮制与性能。

二、内容要点

（一）中药疗法简介

中药疗法是以辨证康复观为指导，运用中药方剂以减轻和消除患者身体及精神情志的功能障碍，促进其身心康复的方法。

中药疗法的治疗途径包括内治和外治两方面，治疗应遵循“寒者热之，热者寒之，实者泻之，虚者补之”原则，寒证多选用散寒、止痛、温经、活血等药物治疗，热证多用清热、泻下等药物治疗，实证多选用清热、泻下、活血、理气、祛风等药物治疗，虚证多选用补益药为主，适当配合活血、理气等药物。治疗时应结合患者精神情志的特点，注意形神兼顾。若患者需长期服药调治，为方便治疗，可将水煎剂改为丸、膏、散等剂型。

（二）中药疗法在康复医学中的应用

中药外治疗法也体现了中医整体与局部相合、辨证与辨病相合的辩证统一关系。常见的中药外治法包括以下几种。

1. 热敷疗法 是采用药物和适当的辅料经过加热处理后，敷于患部或腧穴的一种方法。本法广泛运用于康复科，具有操作简单、取材方便、费用低廉、疗效迅捷、安全无痛苦的特点。

2. 熏蒸疗法 是利用药物加水煮沸后产生的蒸气熏蒸患处，以治疗疾病的一种方法。适用于脑卒中患者关节痉挛僵硬、运动系统疾病、慢性风湿性疾病、周围血液循环障碍等疾病。

3. 熏洗疗法 是利用药物煎汤的热蒸汽熏蒸患处，待温度稍低后再以药液淋洗局部的一种治疗方法。常用于落枕、颈椎病、腰肌劳损、腰椎间盘突出症、肩周炎、卒中后遗症等。

4. **敷贴疗法** 是将中药制成丸、散、膏、糊、饼等剂型，敷贴于患处皮肤、孔窍或腧穴等部位的治病方法。敷贴疗法适用于跌打损伤、风湿痹痛、鼻炎、哮喘、脑卒中肩手综合征、肌张力增高等病证。

5. **膏药疗法** 是将外用药膏敷贴于肌肤，以治疗疾病的一种方法。一般膏药包括膏（基质）和药两个部分。膏药的种类有多种，以油与黄丹为基质的为黑膏药；以油与宫粉为基质的为白膏药；以橡胶为基质的为橡皮膏；以松香等为基质的为松香膏药。最常用的是黑膏药。

（三）康复科常用外治方药及适应证

1. 敷贴药

（1）药膏：又称敷药或软膏。将药粉碾成细末，然后选有饴糖、蜂蜜、鲜草药汁、酒、醋或医用凡士林，调匀如厚糊状，涂敷患处。如消肿止痛膏、定痛膏、双柏膏、接骨续筋膏、金黄膏、四黄膏、生肌玉红膏、风火软膏等。

（2）膏药：膏药古称为薄贴，是中医外用药物中的一种特有剂型。《肘后备急方》中就有关于膏药制法的记载，后世广泛地应用于各科的治疗上，外伤科临床应用更为普遍。膏药是将药物碾成细末配以香油、黄丹或蜂蜡等基质炼制而成，然后摊在皮纸或布上备用。临床应用时将膏药红热烊化后贴敷患处，如狗皮膏药，万灵膏等。

（3）药散：药散又称药粉、掺药，是将药物碾成极细的粉末。收贮瓶中。使用时可直接掺于伤口上，或置于膏药上。将膏药烘热后贴敷患处。如云南白药、丁桂散、桂麝散等。

2. 搽擦药

（1）酊剂：又称外用药酒或外用药水，用药与白酒、醋浸制而成。近年来还有用乙醇等溶液浸泡加工炼制的酒剂。具有活血止痛、舒筋活络、追风祛寒的作用，如伤筋药水、正骨水等。

（2）油膏与油剂：现称软膏，是将药物细粉与适宜的基质制成具有适当稠度的半固体外用制剂。其中用香油把药物熬煎去渣后制成的膏剂称油剂，或加黄蜡或白蜡收膏炼制而成油膏，具有温经通络，消散瘀血的作用。适用于关节筋络寒湿冷痛等证，也可配合手法及练功前后做搽擦。如跌打万花油、活络油膏、伤油膏、金黄膏、玉露膏等。

（3）散剂：是将药物粉碎，混合均匀，制成粉末状制剂，分为内服和为用两类。其特点是制作简便，吸收较快，节省药材，便于应用和携带。如金黄散，二味拔毒散、冰硼散等。

3. 熏洗湿敷药

（1）热敷熏洗：古称淋洗、淋浴、淋拓。是将药物置于锅或盆中加水煮沸后熏蒸患处的一种方法。先用热气熏蒸患处，待水温稍减后用药水浸洗患处。冬季气温低，可在患处加盖棉垫，以保持热度持久。1 日 2 次，1 次 15~30 分钟，一贴药可熏洗数次。药水因蒸发而减少时，可酌加适量水再煮沸熏洗。具有舒松关节筋络、疏导腠理、流通气血、活血止痛的作用，适用于关节强直拘挛、酸痛麻木或损伤兼夹风湿者。多用于四肢关节、腰背部的伤患，如散瘀和伤汤、海桐皮汤、八仙逍遥汤、上肢损伤洗方、下肢损伤洗方等。

（2）湿敷洗涤：古称溻渍、洗伤，多用于创伤，使用方法是“以净帛或新棉蘸药水”，“渍其患处”。现临床上把药物制成水溶液，供创口或感染伤口湿敷洗涤用。如金银花煎水、野菊花煎水、2%~20%黄柏溶液，以及蒲公英等鲜药煎汁等。

4. 膏药类

（1）软膏：见于油膏。

（2）膏药：现称硬膏。是按配方用若干药物浸于植物油中煎熬，去查存油，加入黄丹再煎，利用黄丹在高热下发生物理变化凝结而成的制剂。如正骨膏、风湿镇痛膏、舒筋止痛膏等、太乙膏。

三、习题

（一）选择题

【A1 型题】

1. 关于中药外治疗法，**不正确**的是（　　）。
   A. 外治之理即内治之理
   B. 体现了中医整体与局部的辩证统一关系
   C. 体现了中医辨证与辨病的辩证统一关系
   D. 康复治疗多以丸、散、膏剂或酒剂为宜
   E. 中药外治疗法可结合现代物理疗法运用
2. 关于中药内治法的叙述，**不正确**的是（　　）。
   A. 康复治疗多以丸、散、膏剂或酒剂为宜
   B. 康复用药，阳虚体质应以甘温，阴虚体质应以甘平，恒用而无弊
   C. 内治法可概括为汗、吐、下、和、温、清、消、补八法
   D. 具有直达病所、定位用药的特点
   E. 中药内治以形神并重，重视体质为原则
3. 以下**不属于**中药炮制的意义的是（　　）。
   A. 消除或减低药物刺激性与毒性　　B. 增强药物疗效
   C. 改变药物性能，使之更能适合病情需要　　D. 便于服用、制剂和贮藏
   E. 便于售卖和运输
4. 下列属于“八法”的是（　　）。
   A. 汗、通、下、和、温、清、消、补　　B. 汗、吐、下、和、温、清、消、湿
   C. 汗、吐、下、和、温、清、泄、补　　D. 汗、吐、下、和、温、清、消、补
   E. 汗、吐、下、重、温、清、消、补
5. 中药中毒的原因**不包括**（　　）。
   A. 误服误用毒药　　B. 未掌握中药的寒热温凉
   C. 剂量过大或服用过久　　D. 炮制不当
   E. 配伍、制剂不当
6. 下列**不属于**中药外治法优点的是（　　）。
   A. 直达病所　　B. 补虚疏郁　　C. 治法多样
   D. 适应证广　　E. 给药方便
7. 本草名言十八反，下面与藜芦**相反**的有（　　）。
   A. 辛夷　　B. 党参　　C. 细辛
   D. 太子参　　E. 代赭石
8. 下列**不属于**中药“七情”的是（　　）。
   A. 相使　　B. 相杀　　C. 相反
   D. 相成　　E. 相恶
9. 下列**不属于**普通热敷的是（　　）。
   A. 热水袋敷　　B. 水湿热敷　　C. 泥热敷

D. 姜热敷　E. 药包热敷

10. 关于局部熏蒸法的说法，**不正确**的是(　　)。
A. 药液占容器体积的1/5～1/4
B. 感觉皮肤温热舒适为度
C. 患处置于容器中，距药液一定距离
D. 可以在容器上覆毛巾，不使热气外透，进行熏蒸
E. 将加热煮沸的中药煎剂，倾入适当大小的容器中

11. 下列选项中，**不属于**熏洗疗法作用的是(　　)。
A. 解毒消肿　B. 消毒杀菌　C. 益气扶正
D. 行气止痛　E. 活血通络

12. 熏洗疗法按操作方法分类，下列正确的是(　　)。
A. 熏洗法、淋洗法、头面熏洗法　B. 全身熏洗法、淋洗法、浸渍法
C. 浴洗法、熏洗法、浸渍法　D. 熏洗法、浸渍法、淋洗法
E. 熏洗法、淋浴法、浸渍法

13. 关于全身熏洗法的叙述，正确的是(　　)。
A. 每次60分钟，每日2次　B. 每次15分钟，每日3次
C. 每次30分钟，每日3次　D. 每次60分钟，每日1次
E. 每次15～30分钟，每日1～2次

14. 下列关于敷贴疗法的叙述，**不正确**的是(　　)。
A. 具有经络腧穴作用　B. 具有药效作用
C. 具有综合作用　D. 药物敷贴能产生渗透吸收作用
E. 具有解毒消肿、促使成脓作用

15. 下列最适宜于行痹症患者的是(　　)。
A. 桂枝50g，紫花地丁300g，煎水去渣，兑入200g食醋，做全身浸浴
B. 苏木、松节各250g，赤芍、红花各60g，川芎、羌活各40g，煎水洗浴
C. 羌活、独活、五加皮、当归各80g，煎水洗浴
D. 羌活10g，独活5g，桂心6g，秦艽10g，当归10g，川芎5g，甘草5g，海风藤10g，桑枝10g，乳香5g，木香5g，局部热敷
E. 伸筋草、威灵仙、续断、麻黄各15g，当归、红花各12g，煎汤洗浴

16. 可用于治疗痔疮的是(　　)。
A. 独活5g，桂心6g，秦艽10g，当归10g，川芎5g，甘草5g，湿敷洗涤
B. 五倍子、朴硝、桑寄生、莲房、荆芥各30g，湿敷洗涤
C. 海桐皮、透骨草、乳香、没药各6g，当归5g(酒洗)，湿敷洗涤
D. 玄参、白芷、归身、赤芍、大黄各60g，湿敷洗涤
E. 当归、桑枝、苦参、地肤子各10g，湿敷洗涤

【X型题】

1. 中药疗法的治疗途径包括(　　)。
A. 丸剂　B. 散剂　C. 内治
D. 膏剂　E. 外治

2.《医学心悟》中内治法包括(　　)。

A. 汗法　　B. 补法　　C. 和法
D. 温法　　E. 消法

3. 药物热敷包括(　　)。
A. 药包热敷　　B. 药饼热敷　　C. 蜡热敷
D. 药末热敷　　E. 盐热敷

4. 普通热敷包括(　　)。
A. 热水袋敷　　B. 盐热敷　　C. 铁末热敷
D. 泥热敷　　E. 姜热敷

5. 中药内治的原则有(　　)。
A. 补虚疏郁,因证施宜　　B. 形神并重,重视体质
C. 守法守方,丸、散尤宜　　D. 辨证论治,三因制宜
E. 标本缓急,内外兼施

6. 不属于“八法”的是(　　)。
A. 汗　　B. 下　　C. 宣
D. 涩　　E. 湿

7. 中药外治应遵循的原则有(　　)。
A. 辨证论治　　B. 三因制宜　　C. 守法守方
D. 合理选穴　　E. 标本缓急

8. 中药外治的优点包括(　　)。
A. 直达病所,定位用药　　B. 解毒消肿,促使成脓
C. 治法多样,给药方便　　D. 活血通络,行气止痛
E. 消毒杀菌,祛腐生肌

9. 敷贴疗法分类包括(　　)。
A. 厚贴法　　B. 敷贴法　　C. 薄贴法
D. 发疱法　　E. 熏贴法

10. 膏药的治疗作用有(　　)。
A. 局部刺激作用　　B. 舒经通络作用　　C. 经络调衡作用
D. 药物自身作用　　E. 益气扶正作用

11. 膏药疗法的分类包括(　　)。
A. 传统硬膏剂　　B. 橡胶硬膏剂　　C. 化学合成剂
D. 传统软膏剂　　E. 透皮吸收剂

(二)名词解释

1. 熏蒸疗法
2. 热敷疗法
3. 熏洗疗法
4. 敷贴疗法
5. 膏药疗法
6. 炮制
7. 中药内治
8. 中药外治

（三）简答题

1. 简述中医内治法的原则。
2. 简述中药外治法的原则。
3. 简述普通热敷法的分类。
4. 简述熏洗法的治疗作用。

（四）论述题

1. 试列举治疗颈椎病的中药外治方法。
2. 论述熏蒸疗法的治疗原理和分类。
3. 论述敷贴疗法的治疗原理和分类。

四、参考答案

（一）选择题

【A1 型题】

1. D　2. D　3. E　4. D　5. B　6. B　7. C　8. D　9. E　10. A
11. C　12. D　13. E　14. E　15. D　16. B

【X 型题】

1. CE　2. ABCDE　3. ABD　4. ACDE　5. ABC　6. CDE
7. ABDE　8. AC　9. BCD　10. ACD　11. ABE

（二）名词解释

1. **熏蒸疗法**:是利用药物加水煮沸后产生的蒸气熏蒸患处,以治疗疾病的一种方法。

2. **热敷疗法**:是采用药物和适当的辅料经过加热处理后,敷于患部或腧穴的一种方法。

3. **熏洗疗法**:是利用药物煎汤的热蒸汽熏蒸患处,待温度稍低后再以药液淋洗局部的一种治疗方法。

4. **敷贴疗法**:是将中药制成丸、散、膏、糊、饼等剂型,敷贴于患处皮肤、孔窍或腧穴等部位的治病方法。通过药物作用于局部皮肤,疏通经络,调理脏腑功能,达到防治疾病、强身保健的作用。

5. **膏药疗法**:是将外用药膏敷贴于肌肤,以治疗疾病的一种方法。各种剂型的药膏通过皮肤、黏膜的吸收作用,达到行气活血、疏通经络、清热解毒、消肿止痛等目的。

6. **炮制**:炮制是药物在应用前或制成各种剂型以前,按照其不同性质和医疗要求进行的必要的加工方法的总称。古代称为炮炙、修治、修事等。

7. **中药内治**:中药内治疗法是以中医辨证论治为指导,针对病伤残者病情,应用中药方剂进行内服调治,促使其身心康复的一种疗法。

8. **中药外治**:中药外治疗法是将中药的各种外治方法介入到疾病康复治疗中,以促进患者更快恢复各种功能的疗法,具有简便廉验、作用迅速、易用易学、容易推广、毒副作用少、使用安全的特点。

（三）简答题

1. 简述中医内治法的原则。

答:(1)补虚疏郁,因证施宜。

(2)形神并重,重视体质。

(3)守法守方,丸、散尤宜。

2. 简述中药外治法的原则。

答:(1)辨证论治。

(2)三因制宜。

(3)标本缓急。

(4)合理选穴。

3. 简述普通热敷法的分类。

答:热水袋敷、水湿热敷、沙热敷、泥热敷、、盐热敷、姜热敷、醋热敷。

4. 简述熏洗法的治疗作用。

答:由于熏洗方药不同,其药物治疗作用也不完全一样,主要包括以下作用:

(1)解毒消肿,促使成脓。

(2)消毒杀菌,祛腐生肌。

(3)活血通络,行气止痛。

(四)论述题

1. 试列举治疗颈椎病的中药外治方法。

答:本题可选用舒筋止痛膏,其主要成分:三七 10g,川芎、血竭、乳香、姜黄、没药、杜仲、天麻、白芷各 15g,川椒 5g,麝香 2g。此 10 味药共研细粉,放入 150ml 白酒微火煎成糊状,或用米醋拌成糊状,摊在纱布上,并将麝香搽在上面,敷于患处。本方具有舒筋活血止痛作用,适用于各型颈椎病。

硬膏,是按配方用若干药物浸于植物油中煎熬,去查存油,加入黄丹再煎,利用黄丹在高热下发生物理变化凝结而成的制剂。如正骨膏、风湿镇痛膏、舒筋止痛膏等、太乙膏等可通过皮肤、黏膜的吸收作用,达到行气活血、疏通经络、清热解毒、消肿止痛等目的。

2. 论述熏蒸疗法的治疗原理和分类。

答:原理:熏蒸疗法是通过热疗、药疗的双重作用而取效。热疗能疏松腠理,开发汗孔,活血通经,缓解痉挛;药疗能对症治疗,疗病除疾。两者配合而用,发挥散寒除湿、发汗祛风、温通经络、除痛止痒的作用,可以加速血液、淋巴液的循环,促进新陈代谢,加快代谢产物的清除,同时由于热能的作用,促使皮肤、黏膜充血,有利于对药物的吸收,提高体内药物浓度。

熏蒸疗法的分类:全身熏蒸法和局部熏蒸法。前者又分为室内熏蒸法和简易熏蒸法两种。

3. 论述敷贴疗法的治疗原理和分类。

答:原理:敷贴疗法以中医基本理论为指导,以经络学说为基础,其机制包括如下三方面。

(1)经络腧穴作用:敷贴多选择芳香刺激性的药物,结合局部热敷、冷凝、发疱、艾灸等方法,对机体均有不同程度的物理化学刺激,作用于体表腧穴相应的皮部,通过经络的传导和调整,改善经络气血的运行,对五脏六腑的生理功能和病理状态,产生良好的治疗和调整作用。

(2)药效作用:药物敷贴能产生渗透吸收作用。药物先穿透皮肤最外层的角质层,进入表皮和真皮。在细胞外间质,药物分子再通过皮下组织的毛细血管,从细胞外液弥散而进入血液循环。角质层角化细胞的特殊结构,可促成水溶性和脂溶性药物穿透角质层而被吸收。此外,毛细血管之间的微孔隙和皮脂腺、汗腺等也是药物透皮吸收的通道。

(3)综合作用:穴位敷贴既有药物对穴位的刺激作用,又有药物本身的作用,是几种治疗因素之间相互影响、相互作用和相互补充,共同发挥的整体叠加治疗作用。多具辛味的中药外敷于穴位,既利于激发经气,调整局部气血,又可产生温热刺激,易于吸收,增加药物的功效。

分类:敷贴法、薄贴法、发疱法。

第八章
临床常见功能障碍的传统康复治疗

一、学习要点

掌握

1. 慢性疼痛的传统康复治疗。
2. 中枢神经系统损伤后肢体运动功能障碍的传统康复治疗方法。
3. 言语功能障碍的传统康复治疗方法。
4. 吞咽功能障碍的传统康复治疗方法。
5. 认知功能障碍的传统康复治疗方法。
6. 排便功能障碍的传统康复治疗方法。
7. 心肺功能障碍的传统康复治疗方法。
8. 痉挛的传统康复治疗。
9. 长期制动的传统康复治疗方法。

熟悉

1. 慢性疼痛康复评定。
2. 中枢神经系统运动功能障碍的康复评定。
3. 言语功能障碍的康复评定。
4. 吞咽功能障碍的康复评定。
5. 认知功能障碍的康复评定。
6. 排便功能障碍的康复评定。
7. 心肺功能障碍的康复评定。
8. 痉挛的传统康复评定。
9. 长期制动的康复评定。

了解

1. 慢性疼痛的分类。
2. 中枢神经系统运动功能障碍的发病机制。
3. 言语功能障碍的发病机制。
4. 吞咽功能障碍的发病机制。
5. 认知功能障碍的发病机制。
6. 排便功能障碍的发病机制。
7. 心肺功能障碍的发病机制。
8. 痉挛的发病机制。

9. 长期制动的发病机制。

二、内容要点

（一）传统康复治疗的原则

1. 早期介入。
2. 选择适宜技术。
3. 进行循证治疗。
4. 各康复方法的协同应用。

（二）慢性疼痛的传统康复治疗方法

疼痛是一种令人不愉快的感受，也是疾病和创伤的症状和信息。疼痛不仅是生理性疾病，也是心理及社会性疾病。

中医理论认为外感六淫、内伤七情、饮食劳倦、跌打损伤等都可以导致疼痛，一般"不通则痛"多为实证和"不荣则痛"多为虚证，在其发展过程中，虚证与实证常错杂互见。慢性疼痛的分类有多种方法和标准，目前临床将其综合分为三大类：慢性伤害性疼痛，慢性神经病理性疼痛和复合性疼痛。

传统康复疗法可包括针灸、推拿和中药治疗。

（三）中枢神经系统损伤后肢体运动功能障碍的传统康复治疗

中枢性损伤主要由于上运动神经元损伤后使运动系统失去高级神经中枢的控制，从而使一些原始的、被抑制的、皮质下中枢的运动反射释放，引起运动模式异常，而表现为肢体肌力、肌张力的不协调等的运动功能障碍。

上运动神经元损伤分为功能单位损伤和传导通路损伤。功能单位损伤是指大脑皮质内具有某些特殊定位功能灰质的损伤，主要包括大脑皮质、小脑皮质内的功能单位，其损伤原因多为颅脑外伤等。临床上除产生肢体功能障碍外，多伴还有情感、记忆力、定向力等认知功能障碍。传导通路损伤是指脑皮质内的功能单位与下运动神经元联系的许多重要神经纤维通道的损伤，主要包括内囊、基底节等区域，多为脑血管病变引起，临床主要以肢体功能障碍为主，多伴有言语障碍。

康复评定可分为主观的评定方法和客观的评定方法。常用的主观评定方法有：Brunnstrom（布朗）偏瘫运动功能评价法、简化 Fugl-Meyer 评定、平衡功能、协调功能、步态分析和日常生活活动能力的评定等；客观评定方法较为直观、量化、准确，但需一定仪器设备，常用的客观评定方法有：等长肌力测定、等张肌力检查、等速肌力测定、肌力和关节活动范围测定等。

中医学认为中枢性运动功能障碍的病因多见于先天性的、后天性的和外伤性的三种，中医辨证分型有风火上扰证，痰瘀阻络证，痰热腑实证，阴虚风动证，气虚血瘀证。传统康复疗法可包括针灸、推拿、中药治疗和太极拳等功法。

（四）言语功能障碍的传统康复治疗

言语障碍分失语症和构音障碍两种情况。失语症是指由于脑部器质性损伤而使原已习得的语言功能缺失的一种语言障碍综合征，表现为对语言符号的感知辨识、理解接受、组织运用或表达等某一方面或几方面的功能障碍。构音障碍是由于神经病变，与言语有关的肌肉麻痹、收缩力减弱或运动不协调所致的言语障碍。

失语症的常用评定方法有西方失语成套测验（western aphasia battery，WAB）和北京医科大学汉语失语成套测验(aphasia battery of Chinese,ABC);构音障碍常用评定方法有中国康复研究中心构音障碍检查法和改良版 Frenchay 构音障碍评定法。

言语功能障碍属于中医“喑痱”“哑风”“风懿”“舌强不语”“语涩”的范畴,其病机可归纳为风、火、痰等伤及心、肝、脾、肾四经,有肝阳暴亢证,痰热腑实证,风痰阻络证,阴虚风动证,气虚血瘀证等证型。传统康复疗法可包括中药康复,针灸康复和推拿康复等。

(五)吞咽功能障碍的传统康复治疗

吞咽障碍是指食物从口腔运送到胃的过程出现障碍的一种表现。由口腔、咽喉、食管疾患引起,有相关器官解剖结构异常改变的,为器质性吞咽障碍;而由中枢神经系统或周围神经系统损伤、肌病等引起运动功能异常,无器官解剖结构改变的吞咽障碍,为功能性吞咽障碍。

吞咽功能障碍的康复评定,可以筛查吞咽障碍是否存在;提供吞咽障碍病因和解剖生理变化的依据;确定患者有无误咽的危险因素;确定是否需要改变提供营养的手段。一般包括摄食前的基础疾病、全身状态、意识水平等;摄食过程的口腔功能、吞咽功能评价等;必要时可采用录像吞咽造影、内镜、超声波手段。其中录像吞咽造影法是目前最可信的误咽评价检查方法。可动态观察观察患者有无误咽及评价摄食-吞咽障碍的状态。

中医学认为吞咽功能障碍多因年老气虚,不能行血,瘀血闭阻经络;或素体阳亢,复因情志不舒,气郁化火,风阳升动,气血上壅;或肝肾亏虚,精血不足,脑失所养;或气血不足,不能润养宗筋肌肉等原因引起,可分为风痰阻络、痰火上扰、脾虚痰盛、气虚血瘀、肝肾亏虚等证型。

传统康复疗法有中西药结合、针灸康复、推拿康复等方法来治疗吞咽功能障碍,针灸包括体针、项针和舌针等。

(六)认知功能障碍的传统康复治疗

认知功能障碍指各种原因导致的各种程度的认知功能损害,其表现不仅包括记忆障碍、失语、失认、失用及视空间障碍等,还可伴随焦虑、抑郁、激越、冲动等情感行为障碍,中医学将其归为“痴”“呆病”“健忘”、郁证”的范畴,是以呆傻愚笨为主要临床表现的一种神志疾病。

认知功能障碍的主要评定手段是神经心理评估。第一步是筛查,常用量表有简易精神状态检查表、蒙特利尔认知评估量表等。可根据患者临床情况选择成套评定量表,如洛文思顿作业疗法认知成套测验,可用于认知功能全面评定;还可选择认知某个领域如记忆力、注意/执行功能、语言能力评估、视觉空间结构能力进行单项评估。此外,还应评估日常和社会能力、精神行为学等。同时可结合脑电图、认知诱发电位等电生理检查、神经病理学检查、基因学检查提高诊断的准确性。

中医认为认知功能障碍多因脑消髓减,神机失用而致,以呆傻愚笨为主要临床表现的一种神志疾病。可分为:髓海空虚、痰浊蒙窍、瘀血内阻、心肝火盛、痰热内扰、阴虚火旺等证型。传统康复疗法有针灸、中药、推拿、传统运动疗法等。

(七)排便功能障碍的传统康复治疗

神经源性膀胱是一类由于神经系统病变导致膀胱及尿道功能障碍(即潴尿和/或排尿功能障碍),进而产生一系列下尿路症状及其并发症的总称。神经源性直肠是控制直肠功能的中枢神经系统或周围神经受到损害,而引起的直肠功能障碍,主要表现为排便抑制和大便失禁。

排尿障碍的评定主要依靠病史、主诉[有无尿急、尿频、尿失禁和排尿困难等症状、既往病史(既往排尿情况及外科手术史)]来评定;神经源性直肠功能障碍的评定根据肠道功能紊乱分类、反射性大肠及弛缓性大肠分别评定。

中医认为排便功能障碍包括排尿和排便功能障碍,应分别进行中医辨证。排尿功能障碍的中医辨证分为湿热下注、肝郁气滞、瘀浊阻塞、肾气亏虚等;排便功能障碍的中医辨证分型为肠道实热、肠道气滞、脾虚气弱、脾肾阳虚、阴虚肠燥。传统康复疗法根据不同病候和证型进行辨证施治可采用内服、外用及灌肠中药,毫针针刺,电针和推拿等。

(八)心肺功能障碍的传统康复治疗

心功能功能障碍包括多种心脏疾患。其中,心力衰竭是指各种心脏疾患引起的心功能不全,表现为心肌收缩力下降,心排血量下降,引起器官、组织灌注不足,进而影响其正常代谢。根据其病程可分为急性心力衰竭和慢性心力衰竭,康复治疗以慢性心力衰竭为主。常用的心功能评定方法包括对体力活动的主观感觉分级(如心脏功能分级、自觉用力程度分级)、超声心动图、心脏负荷试验(如心电运动试验、超声心动图运动试验、核素运动试验、6 分钟步行试验)等。心脏负荷试验中最常用的是心电运动试验。

肺功能障碍包括多种呼吸系统疾患,其中以呼吸功能障碍为主,是指各种原因引起的肺通气和(或)换气功能障碍,严重者在静息状态下亦不能维持足够的气体交换,继而导致低氧血症伴(或不伴)高碳酸血症,即呼吸衰竭。根据发病急缓可分为急性呼吸衰竭和慢性呼吸衰竭,康复治疗主要针对如慢性阻塞性肺疾病(COPD)、肺结核、间质性肺炎等疾病造成呼吸功能损害逐渐加重,经过较长时间发展为呼吸衰竭。常用的呼吸功能的评定分有肺容积测定、通气功能测定、运动气体代谢测定。

心肺功能障碍的传统康复治疗方法主要包括针灸、推拿、中药、气功等。临床应用需根据临床辨证进行选择。

(九)痉挛的传统康复治疗

痉挛是由于上运动神经元损伤所致,表现为间歇性或连续性的肌肉不随意激活的一种感觉、运动控制障碍。其主要表现是肌张力呈持续性增高状态。

痉挛的评定最常主要用改良 Ashworth 痉挛评定量表。

痉挛以筋脉、关节、筋肉拘急,屈伸不利为特点,属中医学“痉证”“拘挛”“经筋病”等范畴,证有邪壅经络,风痰入络,肝经热盛,阳明热盛,阴血亏虚。传统康复治疗有推拿,中药内服、外用,艾灸和针刺治疗等。

(十)长期制动的传统康复治疗

长期卧床又称为长期制动,常见于急性病或外伤,是临床保证患者度过伤病危重期的必要措施。长期制动会出现肌力低下、肌张力异常、肌肉萎缩、骨质疏松、心功能减退、坠积性肺炎、便秘、尿路感染、压疮等不良反应。

中枢神经系统的康复评定主要以量表为主,常采用神经心理测验的相关量表进行评定。其余系统的康复评定主要依赖临床体格检查和实验室检查。

长期卧床导致的一系列综合征,以功能减弱或丧失为主,多属中医的虚证范畴,但也有一些属于实证范畴。临床治疗中,应根据不同系统病变情况,选用相应传统康复治疗方法。

三、习题

(一)选择题

【A1 型题】

1.《黄帝内经·素问·四气调神大论》:“是故圣人不治已病治未病,不治已乱治未乱,此之谓也。夫病已成而后药之,乱已成而后治之,譬犹渴而穿井,斗而铸锥,不亦晚乎”与现代康复治疗中哪个原则相符(　　)。

A. 早期介入　B. 进行循证治疗　C. 选择适宜的技术

D. 各方法协同运用　E. 均不符合

2. 临床辨证论治中也应围绕功能障碍的(　　)。

A. 性质　B. 部位　C. 程度

D. 原因　E. 以上均是

3. 临床最常用的肌张力评定方法是(　　)。

A. 改良 Ashworth　B. ADL　C. FIM

D. FAM　E. Brunnstrom

4. 功能独立性评定方法(FIM)分为 7 级,下面表示功能独立的组合是(　　)。

A. 5、6、7 级　B. 6、7 级　C. 5、6 级

D. 3、4、5 级　E. 1、2 级

5. 慢性疼痛心理学控制方法有(　　)

A. 行为疗法　B. 传统运动疗法　C. 推拿

D. 针灸　E. 呼吸止痛法

6. 用于中枢神经系统功能障碍的评定方法以下哪个**不属于**肌力评定检查(　　)。

A. 等长肌力测定　B. 改良 Ashworth　C. 等速肌力检查

D. 手法肌力测定　E. 等张肌力测定

7. 临床常见功能障碍传统康复治疗的原则有(　　)。

A. 早期介入　B. 选择适宜技术　C. 进行“循证治疗”

D. 各种康复方法的协同应用　E. 以上均是

8. 传统康复疗法中,针刺治疗中的选穴原则(　　)。

A. 循经选穴　B. 对症选穴　C. 局部选穴

D. 辨证选穴　E. 以上均是

9. 神经系统功能障碍辨证为风火上扰型中药治疗是(　　)。

A. 天麻钩藤饮加减　B. 桃红四物汤加减　C. 补阳还五汤加减

D. 镇肝熄风汤加减　E. 小承气汤加减

10. 中枢神经系统传统康复治疗注意事项**不包括**(　　)。

A. 体位摆放　B. 防止褥疮　C. 尽早主动锻炼

D. 尽早进行关节被动活动　E. 疲劳锻炼

11. 由上运动神经元损伤后,构音肌群的肌张力增高及肌力减退所致说话缓慢费力,字音不清,鼻音较重,缺乏音量控制,语音语调异常。属于构音障碍中的哪一型(　　)。

A. 运动失调型　B. 运动过少型　C. 弛缓型

D. 痉挛型　E. 混合型

12. 关于颈肩部疼痛推拿疗法注意事项的叙述,**错误**的有(　　)。

A. 推拿的操作顺序为从上到下、从中央到两边、从健侧到患侧

B. 力量由小到大,层次由浅至深使枕部、颈部、肩部充分放松

C. 颈部自体牵拉不可做成颈部摇法,应为极限部位的自体静力牵引

D. 可经常使用颈部摇法,以加大颈部活动范围

E. 不可使用颈部摇法,以免加重眩晕

13. 项背强直、疼痛、转头不利、肢体麻木、恶风畏寒等，中药治疗应选用(　　)。
    A. 桂枝附子汤加减　　B. 天麻钩藤饮加减　　C. 归脾汤加减
    D. 温胆汤加减　　E. 以上均不是
14. 腰背疼痛患者，对于肋椎关节或胸椎椎间关节紊乱者，可采用推拿疗法(　　)。
    A. 背部按法　　B. 扩胸牵引扳法　　C. 胸椎对抗复位法
    D. 胸椎提抖法　　E. 均是
15. 患者取侧卧位，医生行腰部侧扳法调整腰椎椎间关节的关系，此推拿手法为(　　)。
    A. 腰部牵抖法　　B. 后伸背法　　C. 腰部侧扳法
    D. 侧背法　　E. 以上均不是
16. 言语功能障碍的针灸治疗主穴首选(　　)。
    A. 水沟、太溪　　B. 亚门、廉泉　　C. 风池、阳陵泉
    D. 风府、液门　　E. 以上均不是
17. 腰背酸痛伴见手足心热、形瘦、盗汗、食欲减退、脉细数，中药治疗应选用(　　)。
    A. 左归丸加减　　B. 右归丸加减　　C. 补阳还五汤加减
    D. 独活寄生汤加减　　E. 以上均不是
18. 针灸治疗颞部头痛常选用的针灸处方是(　　)。
    A. 头维、印堂、合谷、内庭　　B. 天柱、脑户、后溪、昆仑
    C. 风池、太阳、外关、足临泣　　D. 百会、四神聪、太冲、至阴
    E. 以上均不是
19. 头痛症伴见头疼昏蒙、胸脘满闷、呕恶痰涎、大便溏泄，舌红苔黄腻，脉滑或弦滑，应选用(　　)。
    A. 半夏白术天麻汤加减　　B. 天麻钩藤饮加减　　C. 羌活胜湿汤加减
    D. 桑菊饮加减　　E. 川芎茶调散加减
20. 脑卒中急性期的针灸治疗中，常用醒脑开窍针法的主穴为(　　)。
    A. 极泉、委中、尺泽　　B. 风池、翳风、完骨
    C. 内关、人中、三阴交　　D. 廉泉、金津、玉液
    E. 以上均不是
21. 口腔磨碎的食物变成食团往喉咽送的过程称为什么期(　　)。
    A. 肠管期　　B. 准备期　　C. 口腔期
    D. 咽部期　　E. 食管期
22. 下列**不属于**认知功能障碍的是(　　)。
    A. 阿尔茨海默病　　B. 记忆力减退　　C. 执行能力减退
    D. 注意力下降　　E. 失语症
23. 间歇性导尿的停止指标为(　　)。
    A. 尿量小于 100ml　　B. 膀胱容量少于 20%
    C. 尿量小于 150ml　　D. 尿量小于 100ml 或膀胱容量少于 20%
    E. 膀胱容量少于 30%
24. 阴虚肠燥是(　　)。
    A. 大便干结，腹部胀满，按之作痛，口干或口臭；舌苔黄燥，脉滑实
    B. 大便不畅，欲解不得，甚则少腹作胀，嗳气频作；苔白，脉细弦

C. 大便秘结，面色萎黄无华，时作眩晕，心悸，甚则小腹冷痛，小便清长，畏寒肢冷；舌质淡，苔白润，脉沉迟
D. 大便干结，状如羊屎，口干少津，神疲纳差；舌红，苔少，脉细小数
E. 大便干结如栗，临厕无力努挣，挣则汗出气短，面色晄白，神疲气怯；舌淡，苔薄白，脉弱

25. 下列关于痉挛的治则，正确的是（　　）。
A. 镇痛止痉　　B. 舒经活络　　C. 舒筋止痉
D. 活血化瘀　　E. 理经止痛

【B 型题】

A. 痴呆　　B. 忧郁　　C. 喑痱
D. 惊悸　　E. 眩晕

1. 言语功能障碍属于中医的（　　）。
2. 中医对认知障碍病因认识不足，按照临床表现，多归为（　　）。

A. 足三里　　B. 三阴交　　C. 天枢
D. 中极　　E. 下巨虚

3. 排尿功能障碍的针灸康复治疗中主要远端配穴是（　　）。
4. 排便功能障碍的针灸康复治疗中主要远端配穴是（　　）。

A. 言语功能障碍　　B. 认知功能障碍　　C. 排便功能障碍
D. 面部运动功能异常　　E. 运动功能异常

5. 脑卒中患者一定有（　　）。
6. 周围性面瘫一定有（　　）。

A. 推拿治疗　　B. 药物治疗　　C. 心理治疗
D. 肢体功能训练　　E. 言语训练

7. 认知功能障碍在针灸治疗的同时一定要配合的是（　　）。
8. 情绪情感功能障碍在针灸治疗的同时一定要配合的是（　　）。

A. 太冲　　B. 廉泉　　C. 下关
D. 合谷　　E. 太阳

9. 针灸康复治疗头面部中枢运动障碍的主要局部腧穴是（　　）。
10. 失语症的针灸康复治疗中主要局部腧穴是（　　）。

【X 型题】

1. 长期制动会出现（　　）。
A. 肌力下降　　B. 坠积性肺炎　　C. 骨质疏松
D. 尿路感染　　E. 褥疮

2. 针灸治疗上肢痛的辨证取穴，正确的有（　　）。
A. 气滞证加内关、太冲　　B. 寒实证加肾俞、关元
C. 实热证加合谷、曲池　　D. 血虚证加膈俞、肝俞、足三里、三阴交
E. 血瘀证加膈俞、血海

3. 针灸治疗颈部疼痛，主穴常选用（　　）。
A. 合谷、曲池　　B. 天宗、颈椎夹脊　　C. 肩井、肩贞
D. 天柱、后溪　　E. 风池、大椎

4. 为缓解颈肩部肌肉痉挛疼痛，常在枕部、颈部、肩部施以的手法是（　　）。
A. 拿法　　B. 弹拨　　C. 揉法
D. 㨰法　　E. 一指禅推法
5. 腰背疼痛推拿疗法的注意事项有（　　）。
A. 手法治疗后，应嘱患者注意休息，避风寒，避免搬运重物
B. 同时应嘱患者注意坐姿和劳动姿势，并加强腰背肌锻炼
C. 腰背肌训练最初练习时可根据个人能力适当缩短时间
D. 应加强弯腰、侧弯等运动
E. 局部疼痛加剧时，可使用冰敷
6. 腰背疼痛针灸治疗常选用的主穴有（　　）。
A. 命门、关元
B. 阿是穴
C. 腰阳关、委中
D. 肾俞、大肠俞
E. 背俞穴（根据疼痛节段选择）、夹脊穴（根据疼痛节段选择）
7. 上肢疼痛针灸治疗中，正确的有（　　）。
A. 肱骨外上髁炎加肘髎、手三里、手五里
B. 扭伤肘部取曲池、小海、天井、少海
C. 腕部取阳池、阳溪、阳谷、外关、大陵
D. 下臂旋前受限者加下廉，下臂旋后受限者加尺泽
E. 肘内侧疼痛加少海，肘尖疼痛加天井
8. 全身性运动功能障碍推拿疗法，常以手法（　　）。
A. 点穴通经　　B. 舒筋通络　　C. 关节助动
D. 摩腹助运　　E. 积极进行功能锻炼
9. 皮肤针治疗中枢性运动功能障碍选穴及操作包括（　　）。
A. 头面部叩刺阳白、颧髎、地仓、颊车
B. 每次选 2~3 经，按循行部位以中等力量逐经叩刺，至皮肤潮红或隐隐出血为度；头面部以局部潮红为度
C. 取内关、曲池、三阴交、尺泽、委中等穴，每次选 2~3 穴
D. 叩打三阳经、夹脊穴
E. 取督脉背腰段、足太阳经和瘫痪肢体的手足三阳经、太阴经
10. 中医理论认为可以导致疼痛的因素有（　　）。
A. 跌打损伤　　B. 饮食劳倦　　C. 内伤七情
D. 外感六淫　　E. 先天因素

（二）名词解释

1. 吞咽障碍症
2. 飞燕点水
3. 痴呆
4. 步态分析
5. 真性球麻痹性摄食-吞咽障碍

6. 疼痛
7. 感觉性失语症
8. 上运动神经元损伤
9. 阿尔茨海默病
10. 心力衰竭

（三）简答题

1. 简述针对不同部位头痛进行针灸治疗的选穴。
2. 简述失语症的分类。
3. 简述临床常见功能障碍传统康复治疗的原则。
4. 简述认知障碍针灸康复应注意的问题。
5. 简述肺功能障碍的针灸治疗。
6. 简述反射性大肠的评定。
7. 简述脊髓源性痉挛主要特点和临床表现。

（四）论述题

1. 从治疗原则、常用手法、具体操作和注意事项四方面阐述如何使用推拿疗法治疗颈肩部疼痛。
2. 论述中药治疗腰背痛的辨证论治。
3. 论述头面部中枢性运动障碍的针灸治疗。
4. 论述心功能障碍中医主证及辨证要点。

四、参考答案

（一）选择题

【A1 型题】

1. A	2. E	3. A	4. B	5. E	6. B	7. E	8. E	9. A	10. E
11. D	12. D	13. A	14. A	15. C	16. B	17. A	18. C	19. A	20. C
21. C	22. E	23. D	24. D	25. C					

【B 型题】

1. C	2. A	3. B	4. E	5. E	6. D	7. C	8. C	9. C	10. B

【X 型题】

1. ABCDE	2. ABCDE	3. BCDE	4. ACDE	5. ABC	6. BCDE
7. ABCDE	8. ABCDE	9. ABDE	10. ABCDE		

（二）名词解释

1. **吞咽障碍症**：是指食物从口腔运送到胃的过程出现障碍的一种表现。

2. **飞燕点水**：即患者取俯卧位，双下肢伸直，头和下肢同时背伸，以腹部支撑床面，背伸片刻，休息片刻，如此反复练习，时间大约 10 分钟，最初练习时可根据个人能力适当缩短时间。

3. **痴呆**：临床以获得性认知功能损害为核心，并导致患者日常生活、社会交往和工作能力明显减退的综合征。

4. **步态分析**：是通过生物力学和运动学手段揭示步态的关键环节和影响因素，研究步行规律的检查方法，从而指导治疗，也有助于临床诊断。

5. **真性球麻痹性摄食-吞咽障碍**：球麻痹由损害脑干部延髓吞咽中枢的病灶引起，摄食-吞咽障碍主要发生在咽部期，吞咽反射的诱发极其微弱甚至消失

6. **疼痛**：与实际或潜在的组织损伤相关联的不愉快感觉和情绪体验，或用这类组织损伤的词汇来描述的自觉症状；对于无交流能力的个体，决不能否认其存在痛体验、需要进行适当缓解疼痛治疗的可能性。

7. **感觉性失语症**：又称感受性失语、Wernicke 失语症等。特点为患者听觉正常，但不能听懂他人评议的意义，虽有说话能力，但词汇、语法错误紊乱，常答非所问，讲话内容无法使人真正了解，但常能正确模仿他人语言。

8. **上运动神经元损伤**：是中枢（脑）的部位发生病损，肢体运动功能障碍通常表现为痉挛性瘫痪、肌张力增强、无明显肌萎缩、肌腱反射增强或亢进，同时伴随病理反射和异常运动模式。

9. **阿尔茨海默病**：记忆力减退隐袭起病，缓慢进展为痴呆。病理改变为弥漫性大脑皮质的萎缩和脑室系统的扩大。

10. **心力衰竭**：指各种心脏疾患引起的心功能不全，表现为心肌收缩力下降，心排血量下降，引起器官、组织灌注不足，进而影响其正常代谢。

（三）简答题

1. 简述针对不同部位头痛进行针灸治疗的选穴。

答：前额部选头维、印堂、合谷、内庭；后枕部：天柱、脑户、后溪、昆仑；颞部：风池、太阳、外关、足临泣；颠部：百会、四神聪、太冲、至阴。

2. 简述失语症的分类。

答：失语症的分类包括运动性失语症、感觉性失语症、命名性失语症、完全性失语、失读症、失写症、词聋。

3. 简述临床常见功能障碍传统康复治疗的原则。

答：主要原则包括早期介入、选择适宜技术、进行“循证治疗”、各种康复方法的协同应用。

4. 简述认知障碍针灸康复应注意的问题。

答：认知障碍针灸康复应注意以下问题。

（1）在认知障碍针灸治疗过程中应尽量避免使用镇痛剂。

（2）尽可能造成一种有刺激的气氛，经常给患者一定的刺激，让患者接触环境，甚至病床的位置也要考虑，要放在显著的位置上，不应将患者孤立在病房中。

（3）如患者视觉或听觉有障碍，应让患者配置眼镜、助听器等工具，有助于患者加强与外界的联系。

（4）解除患者的心理障碍。认知障碍患者除本身在认知问题外，其他的心理状况也可能有不同的障碍，如抑郁、消沉等。

5. 简述肺功能障碍的针灸治疗。

答：针刺疗法在 COPD 稳定期的治疗中早有应用。实施康复治疗时，根据“缓则治其本”的原则，对 COPD 稳定期的患者一般选择治疗肺虚证的穴位为主穴，治疗肺实证的穴位为辅穴，针对其“本虚标实”的病机，行针灸以健脾益肺、化痰祛瘀、调补肺肾，从而减轻症状，改善活动能力，减缓肺功能下降。

（1）穴位选择

主穴：肺俞、膏肓、太溪、太渊、足三里。

辅穴：列缺、膻中、定喘、尺泽。

（2）操作方法及疗程：平补平泻，针刺1次/天，急性期针刺2次/天，10天为一疗程。疗程间休息3~5天。

6. 简述反射性大肠的评定。

答：S_{2-4}以上脊髓损伤，排便反射存在，可以通过反射自动排便，但缺乏主动控制，称为反射性大肠。①局部刺激能排除大便；②每次大便在半小时内完成，量中等，稠度合适；③间隔时间基本固定。

7. 简述脊髓源性痉挛主要特点和临床表现。

答：①节段性的多突触通路抑制消失；②通过对刺激和兴奋的积累，兴奋状态缓慢、渐进地提高；③从一个节段传入的冲动可诱发相连的多个节段的反应；④屈肌和伸肌均可出现过度兴奋。脊髓源性痉挛极易被皮肤刺激所诱发。

（四）论述题

1. 从治疗原则、常用手法、具体操作和注意事项四方面阐述如何使用推拿疗法治疗颈肩部疼痛。

答：使用推拿疗法治疗颈肩部头痛的治疗原则为：活络止痛、疏利关节。常用手法：一指禅推法、点揉、拿法、揉法、擦法、点穴、弹拨等。

具体操作方法：

（1）在枕部、颈部、肩部施以一指禅推法、揉法或拿法缓解局部肌肉痉挛。

（2）点揉风池、翳风、扶突、缺盆、肩井、天宗、秉风、曲垣、肩贞、肩髎、曲池、外关、合谷、后溪等穴位，每穴点揉1分钟。

（3）在足太阳膀胱经及背部督脉自上而下做推法，在肩部沿手太阳小肠经和手少阳三焦经做擦法，以疏通经络，行气活血，从而缓解局部肌肉痉挛。

（4）针对颈部功能受限，可做颈部极限部位的自体牵拉，即在活动极限部位，嘱患者努力分别向各个极限方向用力，每个方向保持10~15秒，实现局部肌肉的自体牵引，以恢复颈部正常运动功能。

（5）针对肩部运动功能受限，可做摇法以恢复肩关节正常运动功能。

注意事项：推拿的操作顺序为从上到下，从中央到两边，从健侧到患侧，力量由小到大，层次由浅至深，使枕部、颈部、肩部充分放松。颈部自体牵拉不可做成颈部摇法，应为极限部位的自体静力牵引，不可使用颈部摇法，以免加重眩晕。

2. 论述中药治疗腰背痛的辨证论治。

答：（1）阳虚型：隐痛或空痛，疼痛处喜温喜按，面色淡白，畏寒肢冷，大便溏薄，小便清长，治以右归丸为主，药用熟地、山药、山萸肉、枸杞子、杜仲、菟丝子、当归等，随证加减。

（2）阴虚型：腰背酸痛、手足心热，形瘦，盗汗，食欲减退，脉细数，治以左归丸为主，药用熟地、枸杞子、山萸肉、龟板胶、菟丝子、鹿角胶、牛膝，随证加减。

（3）气滞血瘀型：胸、腰椎骨质增生，腰背痛，痛处固定，活动后加重，下肢麻木僵硬，甚则有放射样疼痛、少气乏力，舌紫有瘀斑，苔薄，脉涩，应以补阳还五汤或小活络丸加减。

（4）肝肾亏虚型：腰膝酸痛、目花、目干、易疲劳、肢麻、胁隐痛，遗精、耳鸣等，应以独活寄生汤加减。

3. 论述头面部中枢性运动障碍的针灸治疗。

答：以面颊局部和足阳明经腧穴为主。活血通络，舒调经筋，针灸并用，平补平泻。

主穴：阳白、四白、颧髎、颊车、地仓、翳风、合谷。辨证加减：风寒证加风池祛风散寒；风热证加曲池疏风泻热；抬眉困难加攒竹；鼻唇沟变浅加迎香；人中沟歪斜加水沟；颏唇沟歪斜加承浆；恢复期加足三里，补益气血，濡养经筋。

具体操作：面部腧穴均行平补平泻法，恢复期可加灸法。在急性期，面部穴位手法不宜过重，肢体远端的腧穴行泻法且手法宜重；在恢复期，合谷行平补平泻法，足三里施行补法。验方为：脑三针，即脑户+脑空（双）。脑户：在头部，后发际正中直上 2.5 寸，风府上 1.5 寸，枕外隆凸的上缘凹陷处；脑空：在头部，当枕外隆凸的上缘外侧，头正中线旁开 2.25 寸处，向下刺。

4. 论述心功能障碍中医主证及辨证要点。

答：主证及辨证要点如下：

心神被扰：心悸，坐卧不安，善惊易怒，多梦易醒，舌苔如常，脉细数。

心血不足：心悸，头晕目眩，面色不华，唇与指甲苍白，舌质淡，脉细而弱。

阴虚火旺：心悸不宁，烦躁少寐，头晕目眩，耳鸣作响，口干咽燥，舌质红少苔，脉细数。

心阳不振：心悸气短，劳累后加重，自汗，畏寒肢冷，面色苍白，心胸憋闷，舌质淡，舌体胖嫩，脉细弱或结代。

心血瘀阻：心悸怔忡，胸闷不舒，心痛阵作，气短喘息，舌质紫黯，脉涩或结代。

胸阳痹阻：四肢厥冷，胸痛彻背，感寒痛甚，胸闷气短，心悸，甚则喘息不能平卧，面色苍白，自汗，舌苔白，脉沉细。

心肾阳虚：心悸气短，心胸憋闷，或虚里隐痛，稍动则加重，形寒肢冷，四肢不温，自汗神怯，舌淡苔薄白，脉虚细或结代。

82